Dr. iur. Oliver Pramann

Patientenrechte und Arzthaftung

Arzthaftungsklagen im Krankenhausalltag
rechtssicher vorbeugen

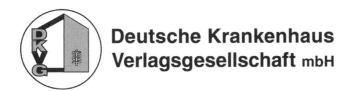

**Deutsche Krankenhaus
Verlagsgesellschaft** mbH

Impressum

ISBN: 978-3-945251-83-6

© Deutsche Krankenhaus Verlagsgesellschaft mbH, 2018

Deutsche Krankenhaus Verlagsgesellschaft mbH
Hansaallee 201
40549 Düsseldorf
Fax +49 211 17 92 35-20

www.DKVG.de
bestellung@DKVG.de

Umschlaggestaltung: TZ-Marketing, Krefeld
Herstellung: rewi Druckhaus, Wissen

Inhalt

Vorwort

Im Jahre 2013 wurden die Regelungen zum Behandlungsvertrag mit dem Patientenrechtegesetz in das Bürgerliche Gesetzbuch (BGB) integriert. Viele Vorschriften wurden inhaltlich schon zuvor in der Praxis angewandt. Gleichwohl führten die Neuregelungen zu einigen Veränderungen und waren auch Anlass zu neuerlichen Diskussionen.

Das vorliegende Werk soll Hilfestellung im Umgang mit rechtlichen Fragestellungen im Praxisalltag von Ärztinnen und Ärzten im Krankenhaus und in der Niederlassung, von Verwaltungsmitarbeitern, dem Beschwerdemanagement und der Krankenhausleitung bieten. Das Werk richtet sich insbesondere auch an Leser ohne juristische Ausbildung und soll das Verständnis der Behandelnden und des Managements für die rechtlichen Zusammenhänge zwischen dem Behandlungsvertrag und seinem rechtlichen Regime fördern. Das Ziel ist deshalb eine praxisnahe Aufbereitung der Vorschriften zum Behandlungsvertrag, die den Leser in die Lage versetzt, während oder idealerweise bereits im Vorfeld einer Auseinandersetzung Prävention zu betreiben, Arzthaftungsklagen zu vermeiden oder erfolgreich schon vor einer gerichtlichen Auseinandersetzung abzuwehren.

Inhalte der Vorschriften über den Behandlungsvertrag sind die Pflichten aus dem Vertrag, die ergänzende Heranziehung der Regelungen des Dienstvertrages, Mitwirkung der Vertragsparteien, Einwilligung, Aufklärungspflichten, Dokumentation der Behandlung, Einsichtnahme in die Patientenakte, Beweislast bei Haftung für Behandlungs- und Aufklärungsfehler und Einsichtnahme in die Patientenakte.

Der Aufbau des Buches folgt im Grundsatz dem eines juristischen Kommentars, bei dem nach dem Wortlaut des Gesetzes eine entsprechende Erläuterung folgt. Praxisbeispiele, Übersichten und explizite Hinweise auf einschlägige Rechtsprechung sollen den Umgang mit rechtlichen Problemen erleichtern. Anhand aktueller Rechtsprechung und praktischer Erfahrungen des Autors aus jahrelanger Beratung und Prozessvertretung von Krankenhäusern und Ärzten werden Strategien und Hinweise erarbeitet, die praktisch umgesetzt zur Haftungsprävention dienen und Grundlage für entsprechende Abläufe und Standardisierungen sein können.

Dr. Oliver Pramann

Hannover, im November 2017

I Einführung

Mit Wirkung zum 26.02.2013 trat das Gesetz zur Verbesserung der Rechte von Patientinnen und Patienten in Kraft.[1] Ein wesentlicher Teil des Gesetzes war die Regulierung des Behandlungsvertrages. Zu diesem Zweck wurden die §§ 630a bis 630h in das Bürgerliche Gesetzbuch (BGB)[2] eingefügt.

Der Gesetzgeber verfolgte das Ziel, eine transparente, verlässliche und ausgewogene Gestaltung der Rechte von Patientinnen und Patienten zu gewährleisten.[3] Die Regelungen zum Behandlungsvertrag knüpfen dabei an die bisherige Rechtsprechung an. Viele Vorschriften dürften ihrem Inhalt nach sowohl Juristen als auch den Ärztinnen und Ärzten[4] schon im Kern bekannt sein.[5]

Inzwischen hat sich auch auf der Grundlage der Neuregelungen Rechtsprechung herausgebildet. In den meisten Fällen, insbesondere im Bereich der Arzthaftung, ist die bisherige Rechtsprechung jedoch nach wie vor die Grundlage für Entscheidungen. Vor diesem Hintergrund wird im Folgenden auch Rechtsprechung in Bezug genommen, die bereits vor der Neuregelung ergangen ist.

§ 630a BGB regelt die vertragstypischen Pflichten beim Behandlungsvertrag, also die Rechte und Pflichten des Behandelnden und des Patienten. Vor Einführung der §§ 630a ff. BGB wurden die Regeln des Dienstvertrages als Rechtsgrundlage des Behandlungsvertrages angenommen. Über § 630b BGB sind diese bei fehlender Regelung in den speziellen Vorschriften weiter anwendbar. § 630c sieht die Mitwirkung beider Vertragsparteien und spezielle Informationspflichten des Behandelnden vor. Die Einwilligung ist in § 630d BGB geregelt und in § 630e BGB die Aufklärungspflichten im Sinne der Risiko- bzw. Selbstbestim-

---

1   Siehe ausführlich zur Entstehungsgeschichte der §§ 630a–630h BGB, Wagner in: Münchener Kommentar zum Bürgerlichen Gesetzbuch: BGB Band 4: Schuldrecht, Besonderer Teil II, 7. Aufl. 2016, vor § 630a Rdnr. 1 ff.

2   Bürgerliches Gesetzbuch in der Fassung der Bekanntmachung vom 02.01.2002 (BGBl. I S. 42, 2909; 2003 I S. 738), das zuletzt durch Artikel 1 des Gesetzes vom 20.07.2017 (BGBl. I S. 2787) geändert worden ist.

3   Amtliche Begründung des Entwurfs eines Gesetzes zur Verbesserung der Rechte von Patientinnen und Patienten, BT-Drs. 17/10488, S. 1.

4   Im Folgenden wird zur Vereinfachung der Lesbarkeit auf den Zusatz „und Ärztinnen" verzichtet. Der Zusatz ist jedoch in jedem Fall mit zu lesen.

5   Siehe zur Neuregelung zum Stand der Einführung ausführlich: Seebohm/Brauer/Montgomery/ Hübner, Das Patientenrechtegesetz aus Sicht der Ärzteschaft, MedR 2013, 149 ff.; Hart, Patientensicherheit nach dem Patientenrechtegesetz, MedR 2013, 159 ff.; Thole, Das Patientenrechtegesetz – Ziele der Politik, MedR 2013, 145 ff.

mungsaufklärung. § 630f BGB bestimmt Details der Dokumentation der Behandlung und § 630g BGB die Eckpunkte für die Einsichtnahme in die Patientenakte. § 630h BGB greift die bisherige Rechtsprechung zur Beweislast bei Haftung für Behandlungs- und Aufklärungsfehler auf und enthält insbesondere die Besonderheiten des groben Behandlungsfehlers.

II Vertragstypische Pflichten beim Behandlungsvertrag (§ 630a BGB)

> **§ 630a**
> **Vertragstypische Pflichten beim Behandlungsvertrag**
>
> *(1) Durch den Behandlungsvertrag wird derjenige, welcher die medizinische Behandlung eines Patienten zusagt (Behandelnder), zur Leistung der versprochenen Behandlung, der andere Teil (Patient) zur Gewährung der vereinbarten Vergütung verpflichtet, soweit nicht ein Dritter zur Zahlung verpflichtet ist.*
>
> *(2) Die Behandlung hat nach den zum Zeitpunkt der Behandlung bestehenden, allgemein anerkannten fachlichen Standards zu erfolgen, soweit nicht etwas anderes vereinbart ist.*

1 Einleitung

§ 630a BGB definiert den Behandlungsvertrag sowie die Parteien und bestimmt deren vertragstypische Pflichten. Wer eine medizinische Behandlung zusagt, ist hiernach der Behandelnde. Der Patient wird schlicht als der *„andere Teil"* bezeichnet.

Der Vertrag ist formfrei und kann daher schriftlich, mündlich oder auch durch schlüssiges Verhalten geschlossen werden. In der Praxis wird der Behandlungsvertrag in der Regel mündlich oder durch schlüssiges Verhalten zustande kommen. Formvorschriften sind hier eher die Ausnahme, können aber z.B. bei der Vereinbarung einer Vergütung oder Leistung außerhalb der Leistungspflicht der gesetzlichen Krankenversicherung gegeben sein.[6]

---

6 *„Der Versicherte hat Anspruch auf Sachleistung, wenn er nicht Kostenerstattung gewählt hat. Vertragsärzte, die Versicherte zur Inanspruchnahme einer privatärztlichen Versorgung an Stelle der ihnen zustehenden Leistungen der gesetzlichen Krankenversicherung beeinflussen, verstoßen gegen ihre vertragsärztlichen Pflichten. Der Vertragsarzt darf von einem Versicherten eine Vergütung nur fordern, 1.) wenn die elektronische Gesundheitskarte vor der ersten Inanspruchnahme im Quartal nicht vorgelegt worden ist bzw. ein Anspruchsnachweis gemäß § 19 Abs. 2 nicht vorliegt und nicht innerhalb einer Frist von zehn Tagen nach der ersten Inanspruchnahme nachgereicht wird, 2.) wenn und soweit der Versicherte vor Beginn der Behandlung ausdrücklich verlangt, auf eigene Kosten behandelt zu werden, und dieses dem Vertragsarzt schriftlich bestätigt, 3). wenn für Leistungen, die nicht Bestandteil der vertragsärztlichen Versorgung sind, vorher die schriftliche Zustimmung des Versicherten eingeholt und dieser auf die Pflicht zur Übernahme der Kosten hingewiesen wurde. ", § 18 Abs. 8 Bundesmantelvertrag-Ärzte (BMV-Ä).*

Die vertragstypische Pflicht des Behandelnden ist ganz generell die Leistung der versprochenen Behandlung nach dem zum Zeitpunkt der Behandlung bestehenden allgemein anerkannten fachlichen Standard, soweit nichts anderes vereinbart ist.

Konkreter ist grundsätzlich zunächst die Heilbehandlung gemeint. Inhalte sind also Diagnose, Therapie sowie sämtliche Maßnahmen und Eingriffe mit dem Ziel, Krankheiten, Leiden, Körperschäden, körperliche Beschwerde oder seelische Störungen nicht krankhafter Natur zu verhüten, zu erkennen, zu heilen oder zu lindern.[7] Auch Behandlungen und Eingriffe, die nicht (ausschließlich) den o.g. Zwecken entsprechen, also nicht auf Heilung abzielen, sind von den Regelungen des Behandlungsvertrages umfasst. Als Beispiele werden genannt: kosmetische Eingriffe, Botoxspritzen oder Entfernungen von Piercings oder Tätowierungen.[8]

Die weiteren Inhalte und Pflichten im Rahmen des Behandlungsgeschehens werden in den §§ 630b ff. BGB weiter spezifiziert. Zu nennen sind die Pflichten zur Information des Patienten, zum Zusammenwirken zur Erreichung des Behandlungserfolgs, zur Aufklärung, Einholung der Einwilligung oder Einsichtsgewährung in die Behandlungsdokumentation.

Die Hauptleistungspflicht des Patienten ist die Zahlung der vereinbarten Vergütung, wenn nicht ein Dritter zur Zahlung verpflichtet ist. Tatsächlich dürfte diese, hier als Ausnahme gestaltete, letztgenannte rechtliche Situation eher der Regelfall sein.[9] In der weit überwiegenden Anzahl der Behandlungen sind die Patienten des Krankenhauses oder der Arztpraxis gesetzlich krankenversichert und damit regelmäßig nicht zur Zahlung der Vergütung des Krankenhauses verpflichtet.[10]

Wenn der Inhalt des Vertrages keine medizinische Behandlung beinhaltet, sind die §§ 630a ff. BGB nicht anwendbar. Beispielhaft verweist die Gesetzesbegründung auf reine Pflege- oder Betreuungsleistungen oder Verträge im Geltungsbereich des Gesetzes über Wohnraum mit Pflege- oder Betreuungsleistungen (WBVG).[11]

---

7   BT-Drs. 17/10488, S. 17.

8   Spickhoff in: Spickhoff, Medizinrecht, 2. Aufl. 2014, BGB § 630a, Rdnr. 13.

9   Nach Spickhoff wird hiermit der Selbstzahler zum gesetzlicher Regelfall erhoben, obwohl dies nur auf 10% der Bevölkerung zutrifft; Spickhoff in: Spickhoff, Medizinrecht, 2. Aufl. 2014, BGB § 630a, Rdnr. 19 m.w.N.

10   Siehe hierzu im Detail Kap. II.4.4.2 Zahlungsverpflichtung Dritter.

11   BT-Drs. 17/10488, S. 17.

Der Behandlungsvertrag ist eine besondere Form des Dienstvertrages[12], ein „*dienstvertragsähnlicher Vertragstyp*".[13] Der Dienstvertrag erlangt seinen besonderen Charakter insbesondere durch die geschuldete Leistung, nämlich die Dienstleistung, das Bemühen um den Erfolg.

Abgegrenzt wird der Dienstvertrag, genau wie der Behandlungsvertrag, zum Werkvertrag.[14] Hier wird ein rechtlicher Erfolg geschuldet. Für die Abgrenzung ist maßgeblich, was die Vertragsparteien als geschuldete Leistung vereinbaren. Wenn ein bestimmter Erfolg vereinbart ist, gilt Werkvertragsrecht.[15]

Werkverträge im Gesundheitsbereich erlangen insbesondere im zahnmedizinischen Umfeld Bedeutung. Die Leistungen des Zahntechnikers sind in der Regel hierunter zu fassen (wobei die Leistung des Zahnarztes wiederum den Regeln zum Behandlungsvertrag unterliegt). Dasselbe wurde in der Rechtsprechung auch für einfache Diagnoseverträge oder Laboruntersuchungen angenommen.[16]

Rechtlich sind in diesem Fall die werkvertraglichen Regeln mit Vorschriften zur Gewährleistung und die Notwendigkeit der Abnahme als Fälligkeitsvoraussetzung der Vergütung einschlägig, um nur wenige Besonderheiten zu nennen. Auch bei Schönheitsoperationen oder Sterilisationen ist grundsätzlich kein Behandlungserfolg geschuldet. Eine Haftung für den Behandlungserfolg kann nicht konstatiert werden.[17]

2 Vertragspartner Behandelnder

Der Behandelnde ist derjenige, der die medizinische Behandlung eines Patienten zusagt.[18] Entscheidend ist die Zusage, nicht die tatsächliche Ausführung. Derje-

---

12 Wagner in: Münchener Kommentar zum Bürgerlichen Gesetzbuch: BGB Band 4: Schuldrecht, Besonderer Teil II, 7. Aufl. 2016, § 630a, Rdnr. 3.

13 Spickhoff in: Spickhoff, Medizinrecht, 2. Aufl. 2014, BGB § 630a, Rdnr. Rn. 7.

14 BT-Drs. 17/10488, S. 17.

15 BT-Drs. 17/10488, S. 17.

16 LG Dortmund, GesR 2007, 227.

17 Spickhoff in: Spickhoff, Medizinrecht, 2. Aufl. 2014, BGB § 630a, Rdnr. 8 m.w.N.; OLG Köln VersR 1998, 1510; OLG Köln VersR, 1988, 1049; BT-Drs. 17/10488, S. 17.

18 BT-Drs. 17/10488, S. 18; Spickhoff in: Spickhoff, Medizinrecht, 2. Aufl. 2014, BGB § 630a, Rdnr. 14.

nige, der die Behandlung zusagt, ist der Vertragspartner des Patienten und verantwortlich für die Erfüllung der vertraglichen Pflichten aus den §§ 630a ff. BGB.

Behandelnde im Sinne der Norm sind nicht nur Humanmediziner oder Psychotherapeuten. Auch Behandlungen durch Heilberufe, deren Ausbildung auf der Grundlage des Artikels 74 Abs. 1 Nr. 19 GG begründet ist, wie Hebammen, Masseure, medizinische Bademeister, Ergotherapeuten, Logopäden, Physiotherapeuten, sind erfasst, ebenso wie Behandlungen durch Heilpraktiker.

Tierärzte und Apotheker sind allerdings keine Behandelnden im Sinne des § 630a BGB.[19] Die Grundlagen dieser Verträge finden sich außerhalb der §§ 630a ff. BGB.

Da die Zusage der medizinischen Maßnahme maßgeblich ist, wäre prinzipiell nur in der Einzelpraxis auch die ausführende Person Vertragspartner. Tatsächlich sind jedoch sowohl in der Praxis niedergelassener Ärzte als auch im Krankenhaus in den meisten Fällen andere Konstellationen gegeben.

Ausführender und Zusagender können durchaus verschiedene Personen sein.[20] Häufig sind es juristische Personen, wie im Fall des Krankenhauses oder eines Medizinischen Versorgungszentrums (MVZ) mit einer juristischen Person als Trägergesellschaft. Die Gesellschaft ist die Verantwortliche für die Behandlung. Sie erfüllt ihre Pflichten durch angestelltes ärztliches sowie nichtärztliches Personal. Für Berufsausübungsgemeinschaften von Ärzten stehen die Rechtsformen der Gesellschaft bürgerlichen Rechts, Partnerschaftsgesellschaft (mbB) oder der Ärzte-GmbH zur Verfügung.[21]

Juristische Personen, wie GmbH oder Aktiengesellschaft, sind Gesellschaften, die von Gesetzes wegen mit eigener Rechtspersönlichkeit ausgestattet sind. Nur sie allein werden Vertragspartner. Bei der Gesellschaft bürgerlichen Rechts und der Partnerschaftsgesellschaft sind neben der Gesellschaft auch die Gesellschafter persönlich verantwortlich. Ausnahmen hinsichtlich der Haftung für berufliche Fehler kommen nur bei der Partnerschaft in Betracht.

Der Arzt behilft sich in der Regel dritter Personen, um seine Verpflichtungen aus dem Behandlungsvertrag zu erfüllen. Es wird zwischen horizontaler und vertikaler Arbeitsteilung unterschieden. Im Rahmen der horizontalen Arbeitsteilung fin-

---

19 Spickhoff in: Spickhoff, Medizinrecht, 2. Aufl. 2014, BGB § 630a, Rdnr. 15; BT-Drs. 17/10488, S. 18.

20 BT-Drs. 17/10488, S. 18.

21 Siehe ausführlich Kap. II.2.2. Niedergelassene.

det eine Zusammenarbeit mit weiteren Ärzten statt. Im Zusammenhang mit der vertikalen Arbeitsteilung wird eine entsprechende Delegation von Aufgaben vorgenommen, z.B. an nachgeordnetes nicht-ärztliches Personal. Vertragspartner bleibt jedoch der verantwortliche Arzt bzw. das verantwortliche Krankenhaus/ der Krankenhausträger.

2.1 Krankenhaus

Die medizinische Versorgung innerhalb eines Krankenhauses unterscheidet sich ganz grundlegend im Hinblick auf die stationäre und ambulante Versorgung. Krankenhäuser können an beiden Versorgungsformen teilnehmen. Dies wirkt sich unter Umständen auch auf das Vertragsverhältnis aus.

Ganz grundsätzlich werden hinsichtlich des Krankenhausvertrages in der stationären Versorgung drei klassische Typen unterschieden: der totale Krankenhausaufnahmevertrag, der gespaltene Krankenhausvertrag sowie der totale Krankenhausvertrag mit Arztzusatzvertrag. Daneben sind die Besonderheiten des D-Arztes und die Krankenhausambulanz zu unterscheiden.

2.1.1 Totaler Krankenhausvertrag

Der Charakter des totalen Krankenhausvertrages ist dadurch gekennzeichnet, dass der Krankenhausträger für alle im Zusammenhang mit dem Behandlungsvertrag stehenden Leistungen der stationären Behandlung verantwortlich ist, einschließlich der ärztlichen Leistung.[22] Der Träger des Krankenhauses ist hier alleiniger privatrechtlicher Vertragspartner des Patienten. Das gilt auch, wenn der Krankenhausträger ein öffentlich-rechtlicher ist, wie z.B. bei städtischen Krankenhäusern oder Universitätskliniken.[23] Seine Pflicht aus dem Behandlungsvertrag erfüllt der Krankenhausträger durch angestelltes ärztliches sowie nicht-ärztliches Personal.[24]

---

22 BT-Drs. 17/10488, S. 18; Schlund in: Laufs/Kern, Handbuch des Arztrechts, § 115 Die Passivlegitimation des beklagten Arztes, Rn. 32 ff.; Greiner in: Geiß/Greiner, Arzthaftpflichtrecht, Kap. V, Rn. 26; Rehborn in: Huster, Krankenhausrecht, 2. Aufl. 2017, § 12 Krankenhausbehandlungsvertrag, Rn. 15.

23 Wagner in: Münchener Kommentar zum Bürgerlichen Gesetzbuch: BGB Band 4: Schuldrecht, Besonderer Teil II, 7. Aufl. 2016, § 630a, Rdnr. 27.

24 Katzenmeier in: Laufs/Katzenmeier/Lipp, Arztrecht, Kap. XI. Passivlegitimation und Beweisrecht, Rn. 10; Kern in: Laufs/Kern, Handbuch des Arztrechts, § 40 Der Abschluss des Arztvertrages, Rn. 17.

Die Verantwortung für Behandlungsfehler liegt daher aus dem Vertragsverhältnis beim Krankenhausträger. Der Patient wird sich also mit seinen Forderungen aus dem Behandlungsvertrag an den Krankenhausträger zu wenden haben. Lediglich die deliktische Haftung für den unmittelbar Handelnden liegt noch beim behandelnden Arzt, respektive dem nicht-medizinischen Personal, falls es sich unter Umständen um Pflegefehler oder sonstige dort angesiedelte fehlerhafte Handlungen handelt.[25] Die deliktische Haftung, konkreter die Haftung für unerlaubte Handlung, ist in den §§ 823 ff. BGB geregelt und kann parallel zur vertraglichen Haftung vorliegen.

2.1.2 Gespaltener Krankenhausvertrag

Die Besonderheit des gespaltenen Krankenhausvertrages ist, dass die medizinische Leistung durch einen Dritten erfolgt. In der Regel sind dies Belegärzte, die nicht im Krankenhaus angestellt sind und berechtigt sind, ihre Patienten stationär oder teilstationär in einer Belegabteilung des Krankenhauses zu behandeln. Das Krankenhaus schuldet hier lediglich die allgemeinen Krankenhausleistungen.[26]

Für die ärztliche Leistung ist der Belegarzt auf der Grundlage seines Behandlungsvertrages mit dem Patienten verantwortlich. Im Gegenzug hat der Belegarzt auch die alleinige Möglichkeit, die Vergütung für seine medizinische Leistung vom Patienten in Anspruch zu nehmen.[27]

In der Praxis können hier Abgrenzungsschwierigkeiten hinsichtlich der haftungsrechtlichen Verantwortung bestehen. Für den Belegarzt erscheint es von Bedeutung, dass er dem Personal im Krankenhaus die Möglichkeit eröffnet, ihn zu erreichen, da er auch für Komplikationen gegebenenfalls verantwortlich ist.

2.1.3 Totaler Krankenhausvertrag mit Arztzusatzvertrag

Bei dem totalen Krankenhausvertrag mit Arztzusatzvertrag schuldet das Krankenhaus sämtliche Leistungen, d.h. auch die ärztliche Behandlung. Der Patient schließt zudem mit dem behandelnden – liquidationsberechtigten – Arzt einen weiteren Vertrag über die wahlärztliche Behandlung.[28] Es wird also ein zusätzlicher Vertrag mit einem speziellen Arzt geschlossen, der für die medizinische

---

25 Deutsch/Spickhoff, Medizinrecht, S. 110 f., 122 f.

26 BT-Drs. 17/10488, S. 18.

27 Greiner in: Geiß/Greiner, Arzthaftpflichtrecht, Kap. V, Rn. 31 ff.; Kern in: Laufs/Kern, Handbuch des Arztrechts, § 40 Der Abschluss des Arztvertrages, Rn. 19.

28 BT-Drs. 17/10488, S. 18.

Behandlung verantwortlich ist. Hierfür wird eine gesonderte Vergütung vereinbart.[29] In diesem Zusammenhang sind die Wirksamkeitsvoraussetzungen der Wahlleistungsvereinbarungen oder der Spaltungsklauseln für den Krankenhausträger besonders wichtig.

Die jeweiligen (Chef-) Ärzte dürfen in der Regel die vereinbarten Leistungen selbst abrechnen. Sie sind daher auch allein für die von ihnen erbrachten Leistungen rechtlich verantwortlich.

Die Gesetzesbegründung stellt des Weiteren auf die Vertragsgestaltung im Einzelfall ab, ob der weitere Vertrag mit dem liquidationsberechtigten Arzt und dem Patienten schon im Wege eines Vertretergeschäfts Gegenstand der Wahlleistungsvereinbarung mit dem Krankenhaus ist oder ob eine zweite explizite Abrede zwischen Arzt und Patient erforderlich ist. Jedenfalls sollen, der Gesetzesbegründung folgend, alle von der Rechtsprechung und Literatur entwickelten Konstellationen durch Absatz 1 nunmehr auf eine gesetzliche Grundlage gestellt sein.[30]

2.1.4 Krankenhausambulanz

Sofern das Krankenhaus eine Ambulanz betreibt, könnte gegebenenfalls ein Chefarzt aufgrund einer vertragsärztlichen Ermächtigung die besondere Zulassung zur ambulanten Versorgung erhalten haben. Er wäre dann auch hierfür verantwortlich. Dies schließt auch das nachgeordnete Personal mit ein.

2.2 Niedergelassene

Bei Behandlungsverträgen mit niedergelassenen Ärzten ist der verantwortliche Inhaber der Praxis Vertragspartner des Behandlungsvertrages. Häufig haben sich jedoch Ärzte zur gemeinsamen Berufsausübung zusammengeschlossen und betreiben ihre Praxis in unterschiedlicher gesellschaftsrechtlicher Struktur. Ärzten stehen dabei verschiedene Gesellschaftsformen zur Verfügung.

Die wohl auf häufigsten anzutreffende Form ist die Gesellschaft bürgerlichen Rechts. Nach Rechtsprechung des Bundesgerichtshofs hat die Gesellschaft bürgerlichen Rechts (GbR) eine sogenannte Teilrechtsfähigkeit. Die Gesellschaft wird also als solche Vertragspartner. Lediglich ergänzend haften die jeweiligen Vertragspartner auch neben der Gesellschaft für die Verbindlichkeiten individuell.

---

29   Kern in: Laufs/Kern, Handbuch des Arztrechts, § 40 Der Abschluss des Arztvertrages, Rn. 21; Greiner in: Geiß/Greiner, Arzthaftpflichtrecht, 7. Aufl. 2014, Kap. V, Rn. 49 ff.

30   BT-Drs. 17/10488, S. 18.

Sollte eine Gesellschaftsform einer juristischen Person gewählt werden, wird nur diese Vertragspartner. Zu denken ist hierbei an eine Ärzte-GmbH. An eine solche Gesellschaft werden nach dem ärztlichen Berufsrecht in § 23a der Musterberufsordnung-Ärzte (MBO-Ä) besondere Anforderungen gestellt:

§ 23a MBO-Ä – Ärztegesellschaften

(1) Ärztinnen und Ärzte können auch in der Form der juristischen Person des Privatrechts ärztlich tätig sein. Gesellschafter einer Ärztegesellschaft können nur Ärztinnen und Ärzte sowie Angehörige der in § 23b Absatz 1 Satz 1 genannten Berufe sein. Sie müssen in der Gesellschaft beruflich tätig sein. Gewährleistet sein muss zudem, dass

a)   die Gesellschaft verantwortlich von einer Ärztin oder einem Arzt geführt wird; Geschäftsführer müssen mehrheitlich Ärztinnen und Ärzte sein,

b)   die Mehrheit der Gesellschaftsanteile und der Stimmrechte Ärztinnen und Ärzten zustehen,

c)   Dritte nicht am Gewinn der Gesellschaft beteiligt sind,

d)   eine ausreichende Berufshaftpflichtversicherung für jede/jeden in der Gesellschaft tätige Ärztin/tätigen Arzt besteht.

(2) Der Name der Ärztegesellschaft des Privatrechts darf nur die Namen der in der Gesellschaft tätigen ärztlichen Gesellschafter enthalten. Unbeschadet des Namens der Gesellschaft können die Namen und Arztbezeichnungen aller ärztlichen Gesellschafter und der angestellten Ärztinnen und Ärzte angezeigt werden.

Die Gesellschafter der GmbH werden nicht persönlich Vertragspartner des Patienten, was auch für die Trägergesellschaft eines MVZ gilt.

Ärzte haben auch die Möglichkeit, eine Partnerschaftsgesellschaft zu gründen. In diesem Falle wäre auch die Partnerschaftsgesellschaft Vertragspartner. Die Partnerschaftsgesellschaft wird im Partnerschaftsregister bei dem jeweils zuständigen Amtsgericht eingetragen. Die Gesellschaft haftet zunächst für die Verbindlichkeiten als solche. Die individuelle Haftung für Behandlungsfehler der jeweiligen Partner dieser Partnerschaftsgesellschaft ist rechtlich allerdings beschränkt, wenn lediglich ein Partner allein die Behandlung durchführte. In diesem Fall haftet nach außen neben der Gesellschaft nur der jeweilige Partner, der die Behandlung ausschließlich durchgeführt hat. Die weiteren Partner haften in diesem Falle nicht.

Sind Ärzte niedergelassen und betreiben eine Praxisgemeinschaft, bedeutet dies haftungsrechtlich, dass jede Praxis individuell verantwortlich ist und in keinem Fall ein Behandlungsvertrag mit allen Praxisgemeinschaftspartnern zustande kommt. Dies ist gerade das Wesen der Praxisgemeinschaft, die Beschränkung auf eine Kostengemeinschaft, bei der Fixkosten, wie Miete oder Personal, bei vollständiger Individualität der Praxen, geteilt werden.

3 Der Patient

Das Gesetz beschreibt den Patienten als den *„anderen Teil"*. Dieser ist zur Gewährung der vereinbarten Vergütung verpflichtet. Eine Ausnahme gilt nur dann, wenn ein Dritter zur Zahlung der Vergütung verpflichtet ist.

Bei einem volljährigen, geschäftsfähigen Selbstzahler stellen sich hier keine weitergehenden rechtlichen Schwierigkeiten. Der Patient wird mit Vertragsschluss Vertragspartner und schuldet die vereinbarte Vergütung. In der Praxis ist das jedoch nicht die Regel. Die Mehrheit ist Mitglied einer gesetzlichen Krankenversicherung, welche die Kosten der Versorgung übernimmt. Außerdem können auch Probleme auftreten, wenn der Patient vertreten wird, dieser minderjährig oder geschäftsunfähig ist.

3.1 Vertretung/Vollmacht

Der Patient kann von einem Dritten im Rahmen des Behandlungsvertrages vertreten werden. Der Vertreter würde dann den Behandlungsvertrag für den Patienten abschließen und die gegenseitigen Verbindlichkeiten auslösen. Diese würden sich dann zwischen dem Arzt und dem vertretenen Patienten ergeben. Insofern richtet sich die Vertretung hier nach den allgemeinen Vertretungsregeln der §§ 164 ff. BGB.

3.1.1 Form der Vollmacht

Die Vertretung bedarf keiner besonderen Form. Sie muss jedoch nach außen kenntlich gemacht werden. Wenn dies nicht der Fall ist, haftet derjenige, der ohne Angabe der Vertretung nach außen auftritt, im eigenen Namen.[31]

Eine Vertretung kommt insbesondere in Betracht, wenn Patienten Vorsorgevollmachten abgeschlossen haben und diese auch den Fall der Gesundheitssorge

---

[31] Heinrichs in: Palandt, Bürgerliches Gesetzbuch, 76. Aufl. 2017, § 179, Rn. 5.

beinhalten. Vorsorgevollmachten werden häufig für Bereiche der Vermögenssorge abgeschlossen. Namentlich im Zusammenhang mit Patientenverfügungen werden Vorsorgevollmachten allerdings auch für den Bereich der Gesundheitssorge abgeschlossen. Der Vertreter ist dann rechtlich in der Lage, verbindlich einen Behandlungsvertrag mit dem Arzt abzuschließen.

Auf die Einwilligungs- und Geschäftsfähigkeit kommt es in diesem Fall nicht an. Besonderheiten existieren hier allerdings bei der Frage der Aufklärung und Einwilligung. Diese Thematik ist von der Frage eines rechtlich wirksamen Vertragsschlusses zunächst zu trennen.[32]

Weitere Besonderheiten werden nachfolgend für die Frage der Vertretung von Minderjährigen durch ihre Sorgeberechtigten aufgeführt. Dabei handelt es sich allerdings um eine gesetzliche Vertretungsmacht und nicht um eine rechtsgeschäftliche Vertretung. Die Vertretung ist also vom Gesetz bestimmt und beinhaltet insofern Rechte und Pflichten.

Generell ist anzuraten, sich die Vollmacht vorlegen zu lassen und jedenfalls eine Kopie zu den Behandlungsunterlagen zu nehmen. Gegebenenfalls können auf diese Weise spätere Streitigkeiten bezüglich der Vollmacht vermieden werden.

3.1.2   Geschäftsfähigkeit

Generell ist der Mensch mit Vollendung der Geburt rechtsfähig und kann Träger von Rechten und Pflichten sein (§ 1 BGB). Geschäftsunfähig ist, wer das 7. Lebensjahr noch nicht vollendet hat und wer sich in einem die freie Willensbildung ausschließenden Zustand krankhafter Störung der Geistestätigkeit befindet, sofern nicht der Zustand seiner Natur nach ein vorübergehender ist.

Dies hat zur Folge, dass der Geschäftsunfähige selbst keine wirksamen Willenserklärungen abschließen kann, was wiederum bedeutet, dass auch keine wirksamen Verträge zustande kommen. Vor diesem Hintergrund müssen Dritte die notwendigen Erklärungen abgeben. Diese können in unterschiedlicher Art legitimiert sein. Zunächst ist die bereits genannte rechtsgeschäftliche Vertretung möglich. Gesetzlich könnte ein Betreuer in Betracht kommen. Bei Minderjährigen sind es die Sorgeberechtigten, die grundsätzlich die Sorge gemeinsam durchführen.

Minderjährige, die das 7. Lebensjahr vollendet haben, aber das 18. Lebensjahr noch nicht vollendet haben, sind beschränkt geschäftsfähig. Die Verträge, die

---

32   Siehe Kap. V. Einwilligung.

diese Minderjährigen abschließen, sind schwebend unwirksam. Das bedeutet, dass ihre Wirksamkeit von der vorherigen Zustimmung bzw. späteren Genehmigung der Sorgeberechtigten abhängt. Ganz grundsätzlich gilt dies auch für den Behandlungsvertrag.[33] Mit Vollendung des 18. Lebensjahres sind Menschen voll geschäftsfähig und eine Zustimmung oder Genehmigung Dritter ist nicht erforderlich.

3.1.3 Betreuung

Eine Betreuung kommt nach den maßgeblichen rechtlichen Grundlagen dann in Betracht, wenn ein Volljähriger aufgrund einer psychischen Krankheit oder einer körperlichen, geistigen oder seelischen Behinderung seine Angelegenheiten ganz oder teilweise nicht mehr besorgen kann. Auf Antrag oder von Amts wegen bestellt das Betreuungsgericht dann für denjenigen einen Betreuer. Die Betreuung ist grundsätzlich nicht auf Dauer angelegt und die Voraussetzungen sind laufend zu prüfen.[34]

Der Betreuer hat bestimmte Aufgabenkreise. Wichtige Aufgabenkreise sind die der Vermögenssorge oder der Gesundheitssorge. Letztere ist namentlich für den Behandlungsvertrag und für die Frage der Aufklärung und Einwilligung von Bedeutung. Geregelt sind diese Sachverhalte in den §§ 1896 ff. BGB.

Hintergrund der Einsetzung einer Betreuung ist die Rechtsfürsorge zum Wohl der betroffenen Patienten. Gründe für die Betreuung können psychische Erkrankungen sein; seelische Störungen aufgrund körperlicher Ursachen, wie z.B. Gehirnverletzungen, kommen ebenfalls in Betracht. Beispiele sind weiter seelische Behinderungen oder geistige Behinderungen wie Intelligenzdefekte. Eine Betreuung kommt auch bei lediglich körperlichen Beeinträchtigungen in Betracht.[35] Dies hat Auswirkungen im Hinblick auf die Aufklärung und Einwilligung. Wenn ein Betreuer bei einem voll geschäftsfähigen Patienten eingesetzt ist, ist dieser zwar rechtlich in der Lage, den Behandlungsvertrag abzuschließen. Der Patient muss jedoch mit hinzugezogen werden, wenn es insbesondere um die Frage der Aufklärung und Einwilligung geht.[36]

---

33   Für die Besonderheiten der Behandlung Minderjähriger siehe Kap. II.3.2.

34   Spickhoff in: Spickhoff, Medizinrecht, 2. Aufl. 2014, BGB § 1896, Rn. 20.

35   Spickhoff in: Spickhoff, Medizinrecht, 2. Aufl. 2014, BGB § 1896, Rdnr. 5 ff.

36   Siehe zur Frage der Einwilligung in die ärztliche Maßnahme siehe Kap. V. Einwilligung.

Es wird vom Gericht nur lediglich in solchen Fällen eine Betreuung angeordnet, in denen diese auch tatsächlich erforderlich ist. Für die Prüfung ist ein spezielles Verfahren gesetzlich vorgesehen.

Ein wesentlicher Punkt ist die Frage der Einwilligungsvorbehalte, die vom Gericht angeordnet werden können. Wenn eine Betreuung lediglich mit Einwilligungsvorbehalt angeordnet wird, ist der Patient nicht mehr einwilligungsfähig und kann insbesondere auch keine Verträge mehr abschließen. Einziger Adressat des Behandlungsvertrages und auch der Aufklärung und Einwilligung ist dann der Betreuer.

Der entsprechende Nachweis sollte zu der Behandlungsdokumentation genommen werden.

3.1.4   Unterschied zur Einwilligungsfähigkeit

Unterschieden werden muss die Geschäftsfähigkeit von der grundsätzlichen Einwilligungsfähigkeit.[37] In bestimmten Fällen ist auch das Betreuungsgericht hinzuzuziehen, insbesondere bei Maßnahmen, bei denen eine schwere Gefährdung der Gesundheit des Patienten droht oder diese Maßnahme tödlich enden kann.

3.2   Behandlung von Minderjährigen

Bei Minderjährigen sind nicht nur im Zusammenhang mit der Aufklärung und Einwilligung Besonderheiten zu beachten. Auch im Zusammenhang mit dem Vertragsschluss sollten die entsprechenden Details vergegenwärtigt werden.

3.2.1   Grundsatz der gemeinsamen Sorge

Wie bereits ausgeführt, sind Minderjährige entweder geschäftsunfähig (jünger als 7 Jahre) oder in der Geschäftsfähigkeit beschränkt (Minderjährige zwischen 7 und 18 Jahren). Die Sorgeberechtigten sind berufen, die notwendigen Verträge für die Minderjährigen abzuschließen. In der Folge müssten sie jeweils sämtliche Erklärungen gemeinsam abgeben. Hierzu gehört auch der Behandlungsvertrag. Relevant ist die Ausübung des Sorgerechts durch beide Sorgeberechtigte gemeinsam.[38] Wenn also beide Sorgeberechtige den Behandlungsvertrag abschließen, ist der gesetzliche Regelfall erfüllt.

---

37   Siehe hierzu ausführlich Kap. V.2.

38   OLG Hamm, Urteil vom 09.05.2017, Az.: I-26 U 91/16, 26 U 91/16 – juris, Rn. 59.

3.2.2 Vertragsschluss durch einen Sorgeberechtigten

Häufig wird in der Arztpraxis, respektive im Krankenhaus, lediglich ein Sorgeberechtigter erscheinen. Es ist jedoch anerkannt, dass bei einfach gelagerten Fällen ohne erhebliches Risiko ein Elternteil den anderen im Rahmen der Aufgabenverteilung vertritt und dies der Arzt annehmen kann.[39] Bei schwerwiegenden und weitreichenden Maßnahmen müssen jedoch beide Elternteile bzw. Sorgeberechtigten hinzugezogen werden.[40]

Hinsichtlich der vertraglichen Verhältnisse ist ferner zu beachten, dass der eine Elternteil in bestimmten Fällen den anderen mitverpflichten kann, § 1357 BGB. Dies gilt auch für den Behandlungsvertrag.

Im Falle der Zahlungsunfähigkeit eines Elternteils könnte daher der andere Elternteil für die Verpflichtung mit in Anspruch genommen werden. Beide Eltern haften als Gesamtschuldner.[41] Ein Gesamtschuldverhältnis hat zur Folge, dass der Gläubiger jeden einzelnen Gesamtschuldner zunächst auf die volle Summe in Anspruch nehmen kann. Die Gesamtschuldner wären gegebenenfalls untereinander nach separat zu bewertenden Anteilen auf einen Innenausgleich verwiesen.

Bei Minderjährigen über 15 Jahren sind ferner die speziellen Regelungen des § 36 Abs. 1 und Abs. 2 SGB I zu beachten. Hiernach können Minderjährige ab Vollendung des 15. Lebensjahres im eigenen Namen entsprechende Anträge auf Sozialleistungen stellen. Sie können daher auch im eigenen Namen als gesetzlich Krankenversicherte Leistungen der gesetzlichen Krankenversicherung in Anspruch nehmen, also auch Vertragsärzte und entsprechende Krankenhäuser aufsuchen. Sie sind sozialrechtlich handlungsfähig[42], wobei diese partielle Handlungsfähigkeit neben die gesetzliche Vertretung tritt.[43] Bei Privatversicherten gilt dies nicht, weshalb für den Behandlungsvertrag stets die Zustimmung, respektive Genehmigung, der Sorgeberechtigten erforderlich ist.

---

39   BGH, Urteil vom 28.06.1988, Az.: VI ZR 288/87 – juris, Rn. 13.

40   BGH, Urteil vom 28.06.1988, Az.: VI ZR 288/87 – juris, Rn. 16.

41   AG Bergheim, Urteil vom 30.09.2008, Az.: 28 C 515/07, VersR 2009, 684.

42   Waschull in: Krauskopf, Soziale Krankenversicherung, Pflegeversicherung, 96. EL August 2017, Rn. 7.

43   BSG, Urteil vom 28.04.2005, Az.: B 9a/9 VG 1/04 R, NJW 2005, 2574.

4 Vertragsinhalt

Der Behandelnde schuldet die versprochene Behandlung. Die Behandlung hat nach den zum Zeitpunkt der Behandlung bestehenden allgemein anerkannten fachlichen Standards zu erfolgen, soweit nichts anderes vereinbart ist. Der „andere Teil" (Patient) hat die vereinbarte Vergütung zu zahlen, soweit nicht ein Dritter zur Zahlung verpflichtet ist.

4.1 Pflichten des Behandelnden

Geschuldete Hauptpflicht ist die medizinische Behandlung nach dem zum Zeitpunkt der Zusage der Behandlung geltenden medizinischen anerkannten Standard, soweit nichts anders vereinbart ist. Ergänzend müssen solche fachlichen Standards zudem auch überhaupt existieren und anerkannt sein.[44]

Weitere Nebenpflichten des Behandlungsvertrages finden sich in den weiteren Vorschriften der §§ 630b ff. BGB. Hierzu gehören beispielsweise die Aufklärung und die entsprechenden Informationspflichten. Auch die Herausgabe der Behandlungsunterlagen oder eine ordnungsgemäße Dokumentation ist Gegenstand des Behandlungsvertrages als entsprechende Nebenpflicht.

4.1.1 Medizinisch anerkannter Standard (Ärzte)

Was der vorgeschriebene, zum Zeitpunkt der Behandlung bestehende, allgemein anerkannte fachliche Standard ist, hängt zunächst von dem Behandelnden und seiner Profession ab. Wie bereits ausgeführt, sind nicht nur Ärzte mögliche Vertragspartner des Behandlungsvertrages. Ärzte, beispielsweise, schulden eine Behandlung entsprechend den allgemein anerkannten Standards der Medizin.[45]

Die Gesetzesbegründung referenziert in erster Linie auf die *„Art und Weise der Erbringung der Behandlung durch einen Arzt"*. Maßgeblich sind die *„in der Praxis bereits befolgten Verhaltensmuster"*.[46]

---

44   BT-Drs. 17/10488, S. 19; Problematisch sei dies bei Zahnärzten, psychologischen Psychotherapeuten oder Kinder- und Jugendlichenpsychotherapeuten.

45   BT-Drs. 17/10488, S. 19.

46   BT-Drs. 17/10488, S. 19, mit Referenz auf Taupitz, AcP 211 (2011), 353, 358.

Leitlinien

Bei der Bewertung des ärztlichen Standards erlangen Leitlinien wissenschaftlicher Fachgesellschaften eine besondere Bedeutung.[47] Entscheidend sind mit Blick auf das Behandlungsziel der jeweilige Stand naturwissenschaftlicher Erkenntnis und der Stand ärztlicher Erfahrung, der sich in der Erprobung bewährt hat.[48]

Facharztstandard

In der Regel ist im Rahmen der ärztlichen Behandlung der sogenannte Facharztstandard für das jeweilige Fachgebiet einzuhalten. Es handelt sich um einen objektiven Standard, womit es auf individuelle Fähigkeiten bei der Bemessung nicht ankommt. Nur wenn es auf die Kenntnisse des Facharztes in der jeweiligen Situation nicht ankommt, soll eine Ausnahme gelten. Um sich auf dem jeweiligen fachlichen Stand der Erkenntnisse zu halten, muss sich der Arzt regelmäßig fortbilden.[49]

4.1.2 Medizinisch anerkannter Standard (übrige Gesundheitsberufe)

Auch die Behandelnden aus anderen Gesundheitsberufen haben den zum Zeitpunkt der Zusage der Behandlung geltenden medizinischen anerkannten Standard einzuhalten. Hier können jedoch die für Ärzte geltenden Anforderungen nicht exakt übertragen werden.[50] So haben Heilpraktiker, Hebammen und Entbindungspfleger, Masseure, Ergotherapeuten, Logopäden und Physiotherapeuten die sich für ihren Berufsstand jeweils ergebenden medizinischen Sorgfaltsanforderungen und Standards einzuhalten.[51]

Heilpraktiker bieten ihren Patienten gerade eine Behandlung außerhalb der ärztlichen Standards, häufig aus dem Bereich der Natur- und Volksheilkunde, an, sodass hier der ärztliche Standard schon nicht einschlägig ist. Verlangt wird hier die fachgerechte Heilpraktikerbehandlung. Auch Heilpraktiker müssen sich die notwendigen Kenntnisse betreffend die angewendeten Methoden aneignen und ordnungsgemäß anwenden. Die Maßnahmen müssen *„der Vorstellung des ihn*

---

47   BGH VersR 2010, 214 f.; vgl. auch OLG Hamm NJW 2000, 1801 ff.

48   BT-Drs. 17/10488, S. 19.

49   BT-Drs. 17/10488, S. 19.

50   Das gilt namentlich auch für die Arzthaftungsgrundsätze, für das Beispiel des Tierarztes G. Schiemann in: Erman, BGB, § 823, Rn. 145.

51   BT-Drs. 17/10488, S. 19.

aufsuchenden Patienten entsprechen, risikolos und wenig belastend sein (BGH VersR 1991, 469 ff.)".

„In der Folge müssen auch die Heilpraktiker sowie die Angehörigen der übrigen Gesundheitsfachberufe dieselben Voraussetzungen fachgemäßer Behandlung beachten (so bereits RGSt 59, 355, 357) und sind verpflichtet, dieselben Sorgfaltspflichten zu erfüllen wie ein Arzt, der sich einer bestimmten Behandlungsmethode bedient (BGH VersR 1991, 469 f.). Insbesondere müssen sie sich eine ausreichende Sachkunde über die von ihnen angewendeten Behandlungsmethoden einschließlich ihrer Risiken und der richtigen Techniken für deren gefahrlose Anwendung aneignen. Bei einer invasiven Behandlungsmethode sind etwa dieselben Sorgfaltspflichten an den Heilpraktiker wie an einen Arzt für Allgemeinmedizin zu stellen (VG Oldenburg AZR 2009, 48 ff.; so auch Laufs/Kern, Handbuch des Arztrechts, 4. Auflage 2010, § 10 Rn. 16).

Soweit sich in einem Bereich noch kein Standard entwickelt hat, ist in Anknüpfung an die Rechtsprechung die Sorgfalt eines vorsichtig Behandelnden einzuhalten (BGH VersR 2007, 995, 997 f.; Geiß/Greiner, Arzthaftpflichtrecht, 6. Auflage 2009, Rn. B 2). Soweit gleichwertige Behandlungsmethoden zur Verfügung stehen, ist der Behandelnde bei der Wahl der richtigen Behandlungsmethode grundsätzlich frei und nur an die Regeln der medizinischen Wissenschaft gebunden, die eine maßvolle Behandlung gebietet."[52]

4.2 Abweichende Vereinbarung

Behandelnder und Patient haben die Möglichkeit, einen vom anerkannten fachlichen abweichenden Standard der Behandlung zu vereinbaren. Außerdem ist die medizinische Behandlung generell offen gegenüber neuen Behandlungsmethoden. Allein die Tatsache, dass der Behandelnde vom Standard abweicht, kann für sich daher keinen Behandlungsfehler begründen. In speziellen Situationen kann hiernach die Möglichkeit verbleiben, eine „modifizierte Strategie" zu ergreifen. Anerkannt wird also ein ausreichender Beurteilungs- und Entscheidungsspielraum. Das ärztliche Ermessen muss freilich pflichtgemäß ausgeübt werden.

---

[52]   BT-Drs. 17/10488, S. 19.

4.3 Pflichtverstöße

Der Verstoß gegen die in § 630a Abs. 2 BGB konstatierten Pflichten kann Schadensersatzansprüche des Patienten aufgrund von vertraglicher Pflichtverletzung auslösen.

Mögliche Fehler können im Rahmen der Auswahl der Diagnostik- oder Therapiemethode vorliegen oder bei fehlenden oder fehlerhaften Schutz- und Warnhinweisen, die eine potenzielle Selbstgefährdung des Patienten vermeiden sollen, siehe § 630c Abs. 2 BGB. Auch ein Verstoß gegen die wirtschaftliche Informationspflicht aus § 630c Abs. 3 BGB soll einen Schadensersatzanspruch begründen. Auch die Pflicht zur allgemein ordnungsgemäßen Organisation, personell und organisatorisch, soll nach der Gesetzesbegründung zum Standard gehören. Erforderlich sind *„eine in sich schlüssige und zuverlässige Planung der Arbeitsabläufe und des Personaleinsatzes"*. Die mit der Behandlung betrauten Personen sind nach ihrer fachlichen Eignung ordnungsgemäß auszuwählen und stetig zu überwachen. Der Einsatz von nicht ausreichend qualifizierten Personen kann im Schadensfall unter Umständen einen Schadensersatzanspruch auslösen. Auch Fehler bei der Befunderhebung können einen Pflichtverstoß begründen.[53]

4.4 Pflichten des „anderen Teils" (Patienten)

Der andere Teil (Patient) ist nach § 630a BGB zur Gewährung der vereinbarten Vergütung verpflichtet, soweit nicht ein Dritter zur Zahlung verpflichtet ist. Möglich sind also zwei Konstellationen.

4.4.1 Gewährung der vereinbarten Vergütung

Der Patient schuldet das Honorar, welches vereinbart oder vorgeschrieben ist. Gesetzlich krankenversicherte Patienten sind im Krankenhaus in der Regel nicht zur Zahlung der Behandlungskosten verpflichtet.[54] Auch wenn der Behandlungsvertrag zivilrechtlicher Natur ist und Leistung und Gegenleistung im gegenseitigen Abhängigkeitsverhältnis stehen, wird hier der Anspruch des Behandelnden losgelöst, indem die gesetzliche Krankenversicherung, der Dritte im Sinne des § 630a BGB, für die Kosten der Behandlung eintritt.[55]

---

53 BT-Drs. 17/10488, S. 20. Siehe zu den Pflichtverstößen Kap. IX. Beweislast bei Haftung für Behandlungs- und Aufklärungsfehler.

54 Hebecker, Anm. zum Urteil des OLG Köln vom 09.09.2015, MedR 2016, 797. Ausnahme könnte die Wahl der Kostenerstattung nach § 13 Abs. 2 SGB V sein.

55 BT-Drs. 17/10488, S. 19.

4.4.2 Zahlungsverpflichtung Dritter

Dritte können zur Zahlung verpflichtet sein. In der Regel wird es sich hierbei um die gesetzliche Krankenversicherung handeln. Die private Krankenversicherung eines Patienten steht in keinem vertraglichen Verhältnis zum Arzt. Diese ist daher hiermit nicht gemeint. Der Patient ist im Hinblick auf die Kostenerstattung direkt an seine private Krankenversicherung verwiesen, unabhängig von dem Verhältnis zum behandelnden Arzt.

Der Kostenteil des vertraglichen Verhältnisses wird gewissermaßen vom Teil der Behandlung abgekoppelt.

Rechtsprechung

OLG Köln, Urteil vom 09.09.2015, Az.: 5 U 198/14, VersR 2016, 538

„1. Verbleibt ein Patient, obwohl er über das Ende der Kostenübernahme seitens der gesetzlichen Krankenkasse wegen Wegfalls der Behandlungsbedürftigkeit unterrichtet wurde und er weiß, dass der Krankenhausträger seine Leistungen nur gegen Bezahlung durch den Patienten selbst erbringt, gleichwohl im Krankenhaus, so gibt er durch schlüssiges Verhalten seinen Willen zu erkennen, einen Vertrag über die weitere stationäre Aufnahme und Betreuung zu dem dafür üblicherweise festgesetzten Pflegesatz zu schließen (BGH, 9. Mai 2000, VI ZR 173/99).

2. Ein entsprechender konkludent geäußerter Wille kann einem solchen Verhalten nicht entnommen werden, wenn dem Krankenhausträger ein Anspruch gegen den Sohn des Patienten auf Bezahlung seiner Leistungen zustand, der ihn zur Weiterbehandlung veranlassen konnte."

III Anwendbare Vorschriften (§ 630b BGB)

§ 630b

Anwendbare Vorschriften

Auf das Behandlungsverhältnis sind die Vorschriften über das Dienstverhältnis, das kein Arbeitsverhältnis im Sinne des § 622 ist, anzuwenden, soweit nicht in diesem Untertitel etwas anderes bestimmt ist.

1 Einleitung

Nach § 630b BGB sind auf das Behandlungsverhältnis die Vorschriften über das Dienstverhältnis anzuwenden. Es handelt sich insofern um eine Verweisungsvorschrift.[56] Voraussetzung ist, dass es sich nicht um ein Arbeitsverhältnis handelt und keine speziellen Vorschriften in den §§ 630a ff. BGB enthalten sind. Weil der Gegenstand des Behandlungsverhältnisses das *„besondere Beziehungsgeflecht zwischen dem Patienten und seinem Behandelnden und die Regelung der insoweit bestehenden Rechte und Pflichten"*[57] ist, liegt kein Arbeitsvertrag vor.[58] Ob spezielle Vorschriften enthalten sind, ist stets eine Frage des Einzelfalls.

Vor der Einführung der Vorschriften über den Behandlungsvertrag wurde dieser bereits unter die Regeln des Dienstvertrages im Sinne der §§ 611 ff. BGB gefasst. Der besondere Charakter des Behandlungsvertrages fand seine rechtliche Grundlage im geregelten Vertragstypus des Dienstvertrages. Diese Regeln treten jetzt hinter die speziellen Vorschriften zurück.[59] Die Gesetzesbegründung sieht den Behandlungsvertrag ebenfalls als *„speziellen Dienstvertragstyp".*[60] Nach *Spickhoff* ist der Behandlungsvertrag ein *„besonders akzentuierter Dienstvertrag (...), dessen Ähnlichkeiten mit dem Dienstvertrag (entsprechend der Überschrift von Titel 8.) signifikant größer sind als die Unähnlichkeiten."*[61]

---

56   Spickhoff in: Spickhoff, Medizinrecht, 2. Aufl. 2014, BGB § 630b, Rdnr. 1; Bergmann/Middendorf in: Bergmann/Pauge/Steinmeyer, Gesamtes Medizinrecht, 2. Aufl. 2014, Rdnr. 1.

57   BT-Drs. 17/10488, S. 21.

58   BT-Drs. 17/10488, S. 21.

59   BT-Drs. 17/10488, S. 21.

60   BT-Drs. 17/10488, S. 20.

61   Spickhoff in: Spickhoff, Medizinrecht, 2. Aufl. 2014, BGB § 630b, Rdnr. 1.

Da mit den §§ 630a ff. BGB nunmehr spezielle Vorschriften existieren, werden die für das Dienstverhältnis geltenden Regeln nur noch herangezogen, wenn keine Regelung in den §§ 630a ff. BGB enthalten ist. Bei einer rechtlichen Fragestellung in der Praxis ist daher zunächst in den Vorschriften zum Behandlungsvertrag nach der Antwort zu suchen. Falls der fragliche Fall nicht geregelt ist, sind die Regeln über den Dienstvertrag heranzuziehen.

Die nachfolgenden Beispiele sind evident für die Anwendung der Dienstvertragsvorschriften. Wegen der praktischen Relevanz sind insbesondere die Komplexe „persönliche Leistungserbringung", „Honorar als taxmäßige Vergütung" und die „Beendigung des Behandlungsvertrages durch Kündigung" hervorzuheben. Diese werden nachfolgend näher erläutert.

2 Persönliche Leistungserbringung

Durch den Behandlungsvertrag wird nach § 630a BGB der Behandelnde zur Leistung der versprochenen Behandlung verpflichtet. Dieser Wortlaut ergibt nicht zwingend, dass der Behandelnde dies persönlich zu tun hat. Die §§ 630a ff. BGB enthalten diesbezüglich auch keine weiteren Regelungen über den Grundsatz einer solchen persönlichen Leistungserbringung.

Über die Vorschrift des § 630b BGB findet allerdings die Norm des § 613 BGB Anwendung. Der zur Dienstleistung Verpflichtete hat hiernach im Zweifel die Dienste in Person zu leisten und der Anspruch auf die Dienste ist im Zweifel nicht übertragbar. Die gesetzliche Formulierung *„im Zweifel"* lässt also eine anderslautende vertragliche Regelung zu. Dies wiederum ermöglicht eine Delegation der Leistung, soweit diese zulässig ist. Der Behandelnde darf also Gehilfen hinzuziehen.[62] Welche Leistungen an ärztliches bzw. nichtärztliches Personal delegierbar sind, richtet sich danach, ob ein entsprechender Arztvorbehalt gegeben ist.[63]

Auch auf der Grundlage anderer Vorschriften kann eine solche persönliche Leistungserbringung vorgeschrieben sein. Diese können den Behandelnden noch strenger verpflichten, als es die Grundlage für den zivilrechtlichen Behandlungsvertrag in §§ 630b i.V.m. § 613 BGB bestimmt.

---

[62] Spickhoff in: Spickhoff, Medizinrecht, 2. Aufl. 2014, BGB § 630b, Rdnr. 4.

[63] Zur Delegationsfähigkeit ärztlicher Leistungen siehe ausführlich auch: Bundesärztekammer und Kassenärztliche Bundesvereinigung, „Persönliche Leistungserbringung Möglichkeiten und Grenzen der Delegation ärztlicher Leistungen", Stand 29.08.2008, http://www.bundesaerzte-kammer.de/richtlinien/empfehlungenstellungnahmen/delegation/, Stand 05.06.2017.

Ein Beispiel hierfür ist die Pflicht zur persönlichen Leistungserbringung im Vertragsarztrecht bei persönlicher Ermächtigung eines Krankenhausarztes zur Teilnahme an der vertragsärztlichen Versorgung, § 32 Abs. 1 Zulassungsverordnung für Vertragsärzte (Ärzte-ZV)[64]:

„Der Vertragsarzt hat die vertragsärztliche Tätigkeit persönlich in freier Praxis auszuüben."

Weitere Regelungen hierzu finden sich in:

§ 19 Abs. 1 MBO-Ä[65]:

„Ärztinnen und Ärzte müssen die Praxis persönlich ausüben."

§ 15 Abs. 1 Bundesmantelvertrag-Ärzte (BMV-Ä)[66]:

„Jeder an der vertragsärztlichen Versorgung teilnehmende Arzt ist verpflichtet, die vertragsärztliche Tätigkeit persönlich auszuüben."

§ 4 Abs. 2 der Gebührenordnung für Ärzte (GOÄ)[67]:

„Der Arzt kann Gebühren nur für selbständige ärztliche Leistungen berechnen, die er selbst erbracht hat oder die unter seiner Aufsicht nach fachlicher Weisung erbracht wurden (eigene Leistungen)."

3 Vergütung

§ 630a BGB enthält die Pflicht des Patienten, die vereinbarte Vergütung zu zahlen, wenn nicht ein Dritter zur Zahlung verpflichtet ist. Wenn Behandelnder und Patient ausdrücklich eine Vereinbarung über die Vergütung getroffen haben, fin-

---

64   Zulassungsverordnung für Vertragsärzte in der im Bundesgesetzblatt Teil III, Gliederungsnummer 8230-25, veröffentlichten bereinigten Fassung, die zuletzt durch Artikel 4 der Verordnung vom 24.10.2015 (BGBl. I S. 1789) geändert worden ist.

65   (Muster-)Berufsordnung für die in Deutschland tätigen Ärztinnen und Ärzte (MBO-Ä 1997) in der Fassung des Beschlusses des 118. Deutschen Ärztetages 2015 in Frankfurt am Main, http://www.bundesaerztekammer.de/fileadmin/user_upload/downloads/pdf-Ordner/MBO/MBO_02.07.2015.pdf, Stand 09.07.2017.

66   http://www.kbv.de/media/sp/BMV_Aerzte.pdf, Stand 09.07.2017.

67   Gebührenordnung für Ärzte in der Fassung der Bekanntmachung vom 09.02.1996 (BGBl. I S. 210), die zuletzt durch Artikel 7 des Gesetzes vom 27.06.2017 (BGBl. I S. 1966) geändert worden ist.

det sich in § 630a BGB die Anspruchsgrundlage für die Durchsetzung. Es gilt die wirksam vereinbarte Vergütung.[68]

3.1 Ausdrückliche Vereinbarung

In der Praxis könnten beispielsweise eine Wahlleistungsvereinbarung im Krankenhaus oder eine ausdrücklich nicht von der gesetzlichen Krankenversicherung zu übernehmende Behandlung Gegenstand einer solchen vereinbarten Vergütung sein, wie eine individuelle Gesundheitsleistung (IgeL). Hier findet regelhaft im Vorfeld der Behandlung ein entsprechendes Gespräch zwischen Arzt und Patient statt, welches notwendigerweise auch die Kosten der geplanten Behandlung zum Gegenstand hat. Es gehört auch zu den gesetzlichen Informationspflichten des Behandelnden, über die Kosten aufzuklären.[69] Doch auch wenn keine solche ausdrückliche Vereinbarung geschlossen wurde und auch Dritte nicht verpflichtet sind, bleibt die Leistung des Behandelnden grundsätzlich nicht unvergütet. Über § 630b BGB gilt in diesem Fall die Vorschrift des § 612 BGB.

3.2 Stillschweigende Vereinbarung

Dem Wortlaut des § 612 BGB folgend gilt beim Dienstvertrag eine Vergütung als stillschweigend vereinbart, wenn die Dienstleistung den Umständen nach nur gegen eine Vergütung zu erwarten ist. Das wird auch für den Behandlungsvertrag angenommen.[70] Sofern die Höhe der Vergütung nicht bestimmt ist, wird nach § 612 Abs. 2 BGB bei Bestehen einer Taxe diese als vereinbart angesehen. Wenn eine Taxe nicht existiert, wird die übliche Vergütung angenommen.

Taxen sind staatlich festgesetzte, auf Bundes- bzw. Landesrecht beruhende, Sätze für die Vergütung, wobei für Ärzte und Zahnärzte die für diese vorgeschriebenen Gebührenordnungen heranzuziehen sind.[71] Im Ergebnis bedeutet diese Folge, dass sich das Honorar bzw. die Gebühren nach der Gebührenordnung für Ärzte (GOÄ) für den ärztlichen Bereich und nach der Gebührenordnung für Zahnärzte (GOZ)[72] für den zahnärztlichen Bereich richten, weil diese Taxe als verein-

---

68   BT-Drs. 17/10488, S. 20.

69   Siehe hierzu Kap. IV. Mitwirkung der Vertragsparteien; Informationspflichten (§ 630c BGB).

70   BT-Drs. 17/10488, S. 20.

71   BT-Drs. 17/10488, S. 20.

72   Gebührenordnung für Zahnärzte vom 22.10.1987 (BGBl. I S. 2316), die zuletzt durch Artikel 1 der Verordnung vom 05.12.2011 (BGBl. I S. 2661) geändert worden ist.

bart angenommen wird und nicht angenommen wird, dass die Behandlung ohne Vergütung erbracht werden würde.

3.3 Verlust des Vergütungsanspruchs

Der Behandelnde kann unter Umständen seinen Honoraranspruch ganz oder teilweise verlieren, wenn die Leistung des Behandelnden fehlerhaft war, wobei ein schwerwiegender Verstoß nicht erforderlich ist, weil § 628 Abs. 1 BGB eine solche Voraussetzung nicht vorsieht. Allerdings darf der Verstoß auch nicht unerheblich sein.[73]

Auch der Nutzen der erbrachten Leistung ist entscheidend. Der Verlust des Vergütungsanspruchs bzw. eine Rückerstattungspflicht bei schon erfolgter Zahlung kommt nur in Betracht, wenn die Arbeiten nicht mehr wirtschaftlich verwertbar und nutzlos geworden sind.[74] Auch wenn die Leistungen objektiv wertlos sind und der Patient die Leistung nutzt, oder wenn er sie nicht nutzt, obwohl er sie wirtschaftlich hätte verwerten können, kommt ein Rückerstattungsanspruch nicht in Betracht.[75] Entscheidend kann daher sein, ob ein Nachbehandelnder auf die Leistungen aufbauen kann oder durch eine Nachbesserung der vorhandenen Leistung Arbeit gegenüber einer Neuherstellung hätte ersparen können.

Rechtsprechung

BGH, Urteil vom 29.03.2001, Az.: VI ZR 133/10, GesR 2011, 414-417

Eine zum Zeitpunkt der Behandlung 75 Jahre alte, privat versicherte Patientin ließ sich für den Oberkiefer und drei Zähne im Unterkiefer vollkeramische Brücken und Kronen gegen ein Pauschalhonorar erstellen. Hierbei war auch eine Korrektur der Bisshöhe vorgesehen. Die definitiven Kronen und Brücken wurden provisorisch eingesetzt. In der Folge klagte die Patienten über Unzufriedenheit und entschied sich für eine Neuanfertigung. Im Streit stehen Kosten für die Behandlung. Sie fordert die Rückerstattung des gezahlten Honorars und des Eigenanteils für die Neuerstellung.

---

73 Spickhoff in: Spickhoff, Medizinrecht, 2. Aufl. 2014, BGB, § 630b Rdnr. 2 m.w.N.

74 BGH, Urteil vom 29.03.2001, Az.: VI ZR 133/10, GesR 2011, 414–417; BGH, Urteil vom 07.06.1984, Az.: III ZR 37/83, NJW 1985, 41; BGH, Urteil vom 17.10.1996, Az.: IX ZR 37/96, NJW 1997, 188, 189.

75 OLG Naumburg, NJW-RR 2008, 1056, 1057.

Das Gericht in der Vorinstanz hatte nicht entschieden, ob das Verhalten schuldhaft fehlerhaft gewesen war; hierauf kommt es aber an. Die Klägerin wirft dem Zahnarzt einen Behandlungsfehler vor. Er soll der Beklagten ihre Zähne über das nach dem zahnärztlichen Standard angemessene Maß hinaus beschliffen haben. Auch bemängelt die Patientin die Form der Frontzähne. Die Frontzahnstümpfe seien palatinal nicht ausreichend beschliffen worden mit der Folge, dass deren Schaufelform nicht genügend in der Präparation nachgezogen gewesen sei.

Das Gericht entschied mit folgenden Leitsätzen:

„1. Bei einem (zahn-)ärztlichen Behandlungsvertrag setzt der Verlust des Vergütungsanspruchs wegen vertragswidrigen Verhaltens nach § 628 Abs. 1 Satz 2 Fall 2 BGB nicht voraus, dass das vertragswidrige Verhalten als schwerwiegend oder als wichtiger Grund im Sinne des § 626 BGB anzusehen ist.

2. Ein geringfügiges vertragswidriges Verhalten lässt die Pflicht, die bis zur Kündigung erbrachten Dienste zu vergüten, unberührt.

3. Ein (zahn-)ärztlicher Behandlungsfehler kann vertragswidriges Verhalten im Sinne des § 628 Abs. 1 Satz 2 Fall 2 BGB sein. "

4   Kündigung

Die Beendigung des Behandlungsvertrages ist nicht nur für die Patientenseite relevant. Auch auf Seiten des Behandelnden kann sich die Frage stellen, ob das Behandlungsverhältnis beendet werden sollte. Im Folgenden werden daher beide Perspektiven rechtlich betrachtet und die Voraussetzungen aufgezeigt. Über § 630b BGB hinaus finden die Kündigungsvorschriften der §§ 626 ff. BGB Anwendung.[76]

Generell gilt die für Dauerschuldverhältnisse bestimmte Regelung des § 626 BGB für die Kündigung ohne Frist aus wichtigen Grund und daneben § 627 BGB, der eine Kündigung eines Dienstvertrages ohne die besonderen Voraussetzungen des § 626 BGB ermöglicht.[77]

---

76   BT-Drs. 17/10488, S. 21.

77   Bergmann/Middendorf in: Bergmann/Pauge/Steinmeyer, Gesamtes Medizinrecht, 2. Aufl. 2014, Rdnr. 3, 4.

4.1 Kündigung durch den Patienten

Der Patient hat jederzeit die Möglichkeit, den Behandlungsvertrag ohne wichtigen Grund zu kündigen.[78] Die Praxis kennt den Fall, dass der Patient das Krankenhaus oder die Arztpraxis gegen ärztlichen Rat verlässt oder der Patient zu einem vereinbarten ersten Termin nicht erscheint. Ggf. bricht der Patient die Behandlung im Verlauf ohne weitere Begründung ab und stellt sich nicht wieder zur weiteren Versorgung vor. Dies hat rechtliche Folgen, die sich namentlich auf das Honorar oder das rechtliche Verhältnis des Behandelnden zum Patienten auswirken.[79]

Wenn ein entsprechender Erklärungswille des Patienten vorliegt, kann es sich hier um die konkludente, also schlüssig zum Ausdruck gebrachte, Kündigung des Behandlungsvertrages handeln. Der Patient bringt in diesem Fall seinen Willen zum Ausdruck, nicht mehr an den Behandlungsvertrag gebunden sein und nicht mehr behandelt werden zu wollen. Jedoch ist nicht jede Absage eines Termins ohne weiteres als Kündigung des Behandlungsvertrages zu verstehen, was indes eher für den Widerruf der Einwilligung in die ärztliche Behandlung gelten kann.[80] Auch ist der Behandlungsvertrag, bis auf die Ausnahme von Sanatoriumsaufenthalten und in Rehakliniken, nicht auf Zeit abgeschlossen.[81]

Nach § 627 BGB ist die fristlose Kündigung bei Vertrauensstellung möglich. Bei einem Dienstverhältnis, das kein Arbeitsverhältnis im Sinne des § 622 BGB ist,

---

78   Bergmann/Middendorf in: Bergmann/Pauge/Steinmeyer, Gesamtes Medizinrecht, 2. Aufl. 2014, Rdnr. 5.

79   So wird dem Behandelnden beispielsweise in der Literatur eine Wartepflicht des Patienten von 30 Minuten zugestanden. Hiernach kann der Patient die Praxis verlassen, ohne dass eventuelle Ansprüche des Behandelnden aufgrund Annahmeverzugs des Patienten gegeben sind, oder er kann den Behandlungsvertrag fristlos kündigen. Siehe Wagner in: Münchener Kommentar zum Bürgerlichen Gesetzbuch: BGB Band 4: Schuldrecht, Besonderer Teil II, 7. Aufl. 2016, § 630a, Rdnr. 60 m.w.N.

80   Wagner in: Münchener Kommentar zum Bürgerlichen Gesetzbuch: BGB Band 4: Schuldrecht, Besonderer Teil II, 7. Aufl. 2016, § 630a, Rdnr. 47.

81   Lipp in: Laufs/Katzenmeier/Lipp, Arztrecht, 7. Aufl. 2015, Kap. III. Der Behandlungsvertrag, Rdnr. 31; Wagner in: Münchener Kommentar zum Bürgerlichen Gesetzbuch: BGB Band 4: Schuldrecht, Besonderer Teil II, 7. Aufl. 2016, § 630a, Rdnr. 45.

ist die Kündigung auch ohne die speziellen Voraussetzungen des § 626 BGB möglich.[82]

4.2 Kündigung durch den Behandelnden

Im Gegensatz zum Patienten ist der Behandelnde im Hinblick auf die Möglichkeit der Kündigung in bestimmten Fällen eingeschränkt. Grund hierfür ist § 627 Abs. 2 BGB.

Hiernach darf der Dienstverpflichtete (hier: der Behandelnde) nur in der Art kündigen, dass sich der Dienstberechtigte (hier: der Patient) die Dienste anderweitig beschaffen kann. Wenn eine Kündigung dennoch erfolgt, ist es eine Kündigung zur Unzeit, die insofern unzulässig ist. Eine Ausnahme wäre nur bei Vorliegen eines wichtigen Grundes gegeben. Liegt auch kein wichtiger Grund vor und kündigt der Behandelnde dennoch, hat er dem Patienten den daraus entstehenden Schaden zu ersetzen.

Dem Behandelnden ist daher bei Kündigung zur Unzeit ohne wichtigen Grund zu raten, sicherzustellen, dass der Patient anderweitig ausreichend versorgt werden kann.[83]

5 Ausfallhonorar

Für viele Ärzte stellt sich häufig die Frage, ob für die Nichtwahrnehmung eines vereinbarten Termins mit einem Patienten Honorar für die ungenutzte Zeit abgerechnet werden kann.[84] Dieser Fall ist in den § 630a ff. BGB nicht explizit geregelt, sodass auf die allgemeinen Schadensersatzvorschriften oder die für den Dienstvertrag spezielle Vorschrift des § 615 BGB zurückgegriffen wird. Möglich-

---

82 Nach § 626 Abs. 1 BGB kann das Dienstverhältnis von jedem Vertragsteil *„aus wichtigem Grund ohne Einhaltung einer Kündigungsfrist gekündigt werden, wenn Tatsachen vorliegen, auf Grund derer dem Kündigenden unter Berücksichtigung aller Umstände des Einzelfalles und unter Abwägung der Interessen beider Vertragsteile die Fortsetzung des Dienstverhältnisses bis zum Ablauf der Kündigungsfrist oder bis zu der vereinbarten Beendigung des Dienstverhältnisses nicht zugemutet werden kann.“* Nach Abs. 2 kann die Kündigung *„nur innerhalb von zwei Wochen erfolgen. Die Frist beginnt mit dem Zeitpunkt, in dem der Kündigungsberechtigte von den für die Kündigung maßgebenden Tatsachen Kenntnis erlangt. Der Kündigende muss dem anderen Teil auf Verlangen den Kündigungsgrund unverzüglich schriftlich mitteilen.“*

83 Wagner in: Münchener Kommentar zum Bürgerlichen Gesetzbuch: BGB Band 4: Schuldrecht, Besonderer Teil II, 7. Aufl. 2016, § 630a, Rdnr. 48; Bergmann/Middendorf in: Bergmann/Pauge/Steinmeyer, Gesamtes Medizinrecht, 2. Aufl. 2014, Rdnr. 7.

84 Bereits seit Jahren wird über die offenbar zunehmende Relevanz berichtet, siehe Spickhoff, NJW 2005, 1694 (1696); Spickhoff, NJW 2008, 1636 (1638).

keiten zur Forderung von Ausfallhonorar kommen aus Annahmeverzug des Patienten, Schadensersatz oder aufgrund einer expliziten Vereinbarung in Betracht. Die Zulässigkeit und die Voraussetzungen im Einzelfall waren schon häufiger Gegenstand unterschiedlicher, und teilweise uneinheitlicher, gerichtlicher Entscheidungen und Diskussion in der Literatur.[85]

5.1 Anspruch wegen Annahmeverzug

Nach § 615 BGB kann der Dienstverpflichtete bei Annahmeverzug des anderen Teils seine Vergütung für die in Folge des Verzugs nicht erbrachte Leistung verlangen. § 615 BGB ist daher die entsprechende Anspruchsgrundlage.[86] Er ist auch nicht zur Nachleistung verpflichtet. Bei der Berechnung des Anspruchs muss er sich allerdings den Wert desjenigen anrechnen lassen, *„was er infolge des Unterbleibens der Dienstleistung erspart oder durch anderweitige Verwendung seiner Dienste erwirbt oder zu erwerben böswillig unterlässt."*

Auf den Fall einer ärztlichen Behandlung übertragen bedeutet dies, dass ein solches Ausfallhonorar nur dann in Betracht kommt, wenn tatsächlich keine anderen Patienten in der Zeit behandelt werden können. Bei einem *„vollen Wartezimmer"* dürften die Erfolgsaussichten für die Durchsetzung eines Ausfallhonorars also schlecht sein. Nach der Rechtsprechung dient die Terminvereinbarung dem geregelten Praxisablauf und ein Arzt muss nach Treu und Glauben andere Patienten behandeln. Nicht verbrauchtes Material muss ebenfalls angerechnet werden und darf in die Berechnung des Anspruchs nicht einfließen. Möglich erscheint dies indes, wenn es sich um eine längerfristig geplante Maßnahme handelt und ein „Rückgriff" auf andere Patienten nicht möglich ist. Der klassische Fall wird hier eine auf Überweisung tätige *„Bestellpraxis"* sein.

In der Praxis tritt in diesem Zusammenhang das Problem auf, dass sich Patienten telefonisch in der Praxis melden und dann nicht zu dem vereinbarten Termin erscheinen. Hier wird es darauf ankommen, ob schon Annahmeverzug vorliegt. Dies wiederum wirft die Frage nach dem Zustandekommen des Behandlungsvertrags auf. Bei einem Patienten, der noch nicht in der Praxis in Behandlung war, wird noch kein Behandlungsvertrag zustande gekommen sein, was zur

---

85   Kern in: Laufs/Kern, Handbuch des Arztrechts, 4. Aufl. 2010, § 75 Rdnr. 24 ff. m.w.N. Genauer zur Rechtsprechung siehe Übersicht in Kap. 5.4.

86   LG Konstanz, Urteil vom 27.05.1994, Az.: 1 S 237/93; AG Nettetal, MedR 2007, 664; Spickhoff in: Spickhoff, Medizinrecht, 2. Aufl. 2014, BGB, § 630b, Rdnr. 5; Spickhoff in: Spickhoff, Medizinrecht, 2. Aufl. 2014, GOÄ, § 1, Rdnr. 3; zweifelnd OLG Stuttgart, Urteil vom 27.03.2007, Az.: 1 U 154/06, MedR 2007, 546.

Folge hat, dass auch ein Verzug des Patienten noch nicht vorliegen kann und ein Anspruch aus diesem Grund ausgeschlossen ist.[87]

Zusammenfassend sprechen daher die nachfolgenden Punkte eher für die Möglichkeit der Durchsetzung eines Ausfallhonorars[88]:

- Bestellpraxis,

- teure Geräte,

- fixes Zeitbudget für bestimmte Patienten,

- andere Behandlungen können nicht vorgezogen werden,

- umfassende Vorbereitung eines Termins,

- keine *„Ersatzpatienten"*.

5.2   Schadensersatz

Neben einem Anspruch wegen Annahmeverzugs oder alternativ hierzu ist in diesem Zusammenhang auch an einen Anspruch nach den allgemeinen Regeln über den Schadensersatz zu denken. Grundlage ist hier die Verletzung einer Nebenpflicht des Patienten.[89]

Beweisbelastet ist die Seite des Behandelnden. Sollte ein solcher Anspruch erwogen werden, gilt es, die strengen Anforderungen an den Schadensersatz zu berücksichtigen. Der Behandelnde hätte also darzulegen und gegebenenfalls auch zu beweisen, dass gerade aufgrund des abgesagten oder nicht wahrgenommenen Termins exakt der geltend gemachte Schaden entstanden ist und er nicht während der wegen der Absage des Patienten zur Verfügung stehenden Zeit einen anderen Patienten hätte behandeln können. Bei einer Bestellpraxis wird dies in der Regel angenommen.[90]

---

87   In diesem Fall könnte der Weg über eine Vereinbarung im Vorfeld des ersten Besuchs in Betracht kommen, siehe hierzu unter Kap. 5.3.

88   Sollte das Ausfallhonorar streitig werden, der Patient also nicht zur Zahlung bereit sein, müsste der Behandelnde die Voraussetzungen seines Anspruchs auf Ausfallhonorar im Rahmen eines gerichtlichen Verfahrens beweisen.

89   Spickhoff, NJW 2008, 1636.

90   Spickhoff, NJW 2008, 1636 m.w.N.

Rechtsprechung

OLG Stuttgart, MedR 2007, 546, Urteil vom 27.03.2007, Az.: 1 U 154/06 (Schadensersatz)

Ein MKG-Chirurg verlangt nach Fernbleiben eines Patienten bei einem verabredeten Termin die Zahlung von Honorar, hilfsweise Schadensersatz für ausgefallene zahnärztliche Behandlung.

Der Patient hat die geplante Behandlung vier Stunden zuvor abgesagt, wegen angeblicher Verhinderung durch einen Gerichtstermin.

Im Anamnesebogen findet sich folgender Hinweis:

„Wir bitten darum, Terminänderungen bzw. Terminabsagen uns mindestens 24 Stunden, bei Vollnarkoseeingriffen 3 Tage vorher mitzuteilen. Andernfalls sind wir berechtigt, Ihnen eine Ausfallzeitgebühr zu berechnen."

Das Gericht sprach dem Kläger kein Behandlungshonorar zu. Die Voraussetzungen des § 615 BGB i.V.m. GOZ seien nicht gegeben. Auch wenn das Gericht grundsätzliche Bedenken gegen Anwendung des § 615 BGB äußert[91], kam es hierauf in diesem Fall nicht an, d.h. dies musste vom Gericht nicht entschieden werden. Es lag kein Annahmeverzug vor, da nach der Absage eine Terminänderung stattfand.

Der Honoraranspruch sei ebenfalls zweifelhaft, weil nicht klar sei, ob in der vorgesehenen Zeit tatsächlich alle Leistungen aus dem Heil- und Kostenplan hätten erbracht werden können.

Ein Anspruch des Behandelnden hätte sich aber auf der Grundlage der vertraglichen Nebenpflichtverletzung des Patienten ergeben können. Diese wurde durch die Absage in diesem Fall Tat verletzt, was zur Folge hat, dass der Patient den hierdurch verursachten Schaden zu ersetzen hat. Der Behandelnde konnte diese Kausalität hier allerdings nicht schlüssig darlegen. Er konnte nicht darlegen, dass im durch die verspätete Absage überhaupt ein Verdienstausfall entstanden ist.

---

91 Mit zahlreichen Nachweisen zum Streitstand stellt das Gericht zweifelnd im Hinblick auf die Anwendbarkeit des § 615 BGB auf das freie Kündigungsrecht des Patienten und den Zweck einer Terminvereinbarung ab. Patienten hätten ebenfalls *„nicht selten erhebliche Wartezeiten ohne Ausgleich für entgangenen Verdienst"* zu dulden.

Dies wäre dem Gericht folgend nur der Fall, *„wenn er bei einer Absage bis zu 24 Stunden vor der Behandlung, wie er sie von seinen Patienten verlangt, die Möglichkeit gehabt hätte, einen bestimmten anderen Patienten in der frei gewordenen Zeit zu behandeln, den er tatsächlich nicht, auch nicht später, behandeln konnte, oder wenn er behauptet und konkret belegt hätte, dass dies dem gewöhnlichen Verlauf der Dinge entspricht. Beides ist nicht der Fall. Die allgemeine Behauptung, durch die Absage sei er an der Behandlung anderer Patienten gehindert gewesen, führt nicht weiter, weil dies allein nicht bedeutet, dass dem Kl. zahnärztliches Honorar eines anderen Patienten deshalb in seiner Praxis entgangen ist.“*

5.3 Vereinbarung eines Ausfallhonorars

Im Rahmen der Vertragsfreiheit kommt auch die Vereinbarung eines Ausfallhonorars in Betracht. Das Honorar würde dann direkt auf der Grundlage dieser Vereinbarung verlangt werden. Sie muss im Vorfeld einer geplanten Behandlung erfolgen und sollte zum späteren Nachweis schriftlich abgefasst sein. Zwingend ist dies allerdings nicht.

Rechtsprechung

AG Düsseldorf, Urteil vom 18.02.2003, Az.: 48 C 17511/00 (Vereinbarung)

Das Gericht hat den Patienten eines Zahnarztes verurteilt, ein zuvor telefonisch vereinbartes Ausfallhonorar zu zahlen.

Nachdem der Patient mehrfach vereinbarte Termine absagte, vereinbarte die im Rahmen des Prozesses als Zeugin vernommene Praxissekretärin telefonisch, dass nun für nicht wahrgenommene und nicht 24 Stunden zuvor abgesagte Termine 300,00 DM pro Stunde zu zahlen sind. Der Patient war ausdrücklich einverstanden. Es handelte sich um eine Bestellpraxis. Jeder Patient mit längerer Vorlaufzeit wird für einen bestimmten Termin bestellt. Dieser Termin kann nicht an andere Patienten vergeben werden. Das vereinbarte Honorar konnte der Zahnarzt allerdings nicht rückwirkend für Termine in der Vergangenheit erhalten. Der Patient war ausdrücklich nicht damit einverstanden. § 2 GOZ steht dem Anspruch nicht entgegen, weil sich die Schriftform des § 2 Abs. 1 GOZ nur auf die Gebühren der GOZ bezieht.

Sollten regelhaft stets die identischen Formulierungen, beispielsweise auf einem Anamnesebogen, verwendet werden, müssen die Regeln einer Prüfung nach dem Recht der Allgemeinen Geschäftsbedingungen (AGB) standhalten. Die §§ 305 ff. BGB sehen hier namentlich für Verbraucher besondere Schutzvorschriften vor. Außerdem müssen die AGB in den Vertrag einbezogen werden, der Patient muss sie also zuvor akzeptieren. Die individuelle Ausgestaltung des zivilrechtlichen Verhältnisses zwischen Krankenhaus und Patient geschieht in der Regel (auch) auf der Grundlage Allgemeiner Geschäftsbedingungen, die der Krankenhausträger stellt.[92]

Zu denken ist auch an einen Aushang in der Praxis. In diesem Fall käme ein Ausfallhonorar auf dieser Grundlage jedoch nur für die Patienten in Betracht, die bereits zuvor Patienten in der Praxis waren. Das Einbeziehen in den Vertrag und die Akzeptanz des Patienten sind allerdings auch hier erforderlich und müssten ggf. bewiesen werden.

Inhaltlich muss das Ausfallhonorar der Höhe nach angemessen sein. Maßstab sollten hier die durchschnittlichen Einnahmen in der Zeit der geplanten Behandlung nach Abzug der Kosten sein. Auch muss dem Patient eine mögliche Absagefrist eingeräumt werden. Welchen Zeitraum eine solche Absagefrist umfassen soll, ist in der Rechtsprechung nicht höchstrichterlich geklärt, ein Zeitraum von 24 Stunden wird teilweise angenommen.

Rechtsprechung

LG Berlin, Urteil vom 15.04.2005, Az.: 55 S 310/04, MedR 2006, 63 ff. (AGB)

Das Gericht hat hier dem Anspruch auf Zahlung eines Ausfallhonorars gegen seinen privat versicherten Patienten in zweiter Instanz abgelehnt, nachdem das Amtsgericht in erster Instanz den Anspruch bejahte.

In der Praxis füllen die Patienten ein *„Anmeldeformular"* mit persönlichen Daten aus. Enthalten ist nachfolgender vorgedruckter Text:

„Unsere Praxis wird nach dem Bestellsystem geführt. Wir bitten daher:

- *Termine pünktlich einzuhalten,*

- *falls erforderlich, Termine frühzeitig, spätestens aber 24 Stunden vorher abzusagen.*

---

92   Rehborn in: Huster/Kaltenborn, Krankenhausrecht, 2. Aufl. 2017, Rdnr. 13.

Reservierte, aber nicht 24 Stunden vorher abgesagte Termine werden in Rechnung gestellt, und zwar analog BUGO-Z mit DM 75.- pro halbe Stunde (...).

Ich habe das oben aufgeführte zur Kenntnis genommen und bin damit einverstanden." (Der Passus 75,00 DM handschriftlich gestrichen und durch 35 Euro ersetzt.)

Der Patient sagte nun einen vereinbarten Termin *„aus beruflichen Gründen"* ab. Der Zahnarzt stellte daraufhin 105,00 Euro in Rechnung für 1½ Stunden.

Das Gericht hat den Text im Formular einer AGB-Prüfung unterzogen. In der Vereinbarung sah das Gericht eine unangemessene Benachteiligung des Patienten gemäß § 307 BGB, auch wenn die zur Entschuldigung des Fernbleibens vorgebrachten Gründe (hier Verhinderung wegen Bauabnahme im Umland bzw. Verhinderung wegen wichtiger Besprechung) dem Gericht folgend kaum ausreichen dürften. Der Patient sei schutzlos gestellt.

§ 615 BGB bzw. § 621 Nr. 5 BGB griffen nicht, da Fernbleiben bei einem geplanten Zahnarzttermin dem Gericht folgend *„kaum als Kündigung zu verstehen sein dürfte".*

§ 615 BGB setzt Verschulden voraus und rechtfertigt die Klausel nicht Es fehle der Hinweis für den Patienten auf die Möglichkeit der Entlastung. Das Gericht stellt die Frage: *„Soll er verpflichtet sein zur Zahlung, wenn er Stunden vor dem Termin verunfallt oder aus sonstigen unverschuldeten Gründen gehindert ist, den Termin wahrzunehmen?"* Auch wenn § 615 BGB durchaus abbedungen werden kann, ist der Aspekt des Verschuldens der wesentliche Grundgedanke für eine Leistungsverpflichtung ohne Gegenleistung.

Folgende gerichtliche Ausführung ist für die eigene Gestaltung in der Praxis wesentlich: *„Die hier getroffene Vereinbarung hätte ohne weiteres mit einem Zusatz versehen werden können und, um Wirksamkeit zu erlangen, auch müssen, z.B. durch den eingefügten Halbsatz: „(...) Es sei denn, das Nichterscheinen ist unverschuldet."*

5.4   Übersicht zur Rechtsprechung betreffend Ausfallhonorar

Aus den vorherigen Ausführungen wird ersichtlich, dass ein Anspruch auf Ausfallhonorar auf verschiedene Grundlagen gestützt werden kann. Die Rechtsprechung ist hier nicht einheitlich.

Die nachfolgende Übersicht soll zur Illustration die verschiedenen Entscheidungen darstellen.

Entscheidung	Inhalt	Fundstelle
LG Berlin, Urteil vom 15.04.2015, Az.: 55 S 310/04	Vereinbarung eines Ausfallhonorars für nicht eingehaltene Termine kann nur dann wirksam sein, wenn dem Patienten eine Entlastungsmöglichkeit im Falle des unverschuldeten Nichterscheinens gegeben wird.	MedR 2006, 63
AG Tettnang, Urteil vom 22.05.1999, Az.: 7 C 719/98	Kein Ausfallhonorar nach § 615 BGB für Kassenpatienten, weil keine Vergütung vereinbart ist.	MedR 2002, 155
AG Nettetal, Urteil vom 12.09.2006, Az.: 17 C 71/03	Anspruch bejaht, wenn der Patient den eingeräumten „Exklusiv-Termin" nicht wahrnimmt, obwohl er hierauf (Exklusivität) ausdrücklich hingewiesen wurde. Höhe des Anspruchs: Behandlungsausfall abzüglich eines angemessenen Eigenanteils des (Zahn-)Arztes. Das gilt auch dann, wenn der Patient den Termin nicht in der in dem Behandlungsvertrag vorgesehenen Frist absagt. Frist von zwei Tagen vor Behandlungsbeginn ist nicht unangemessen i.S.d. § 307 BGB. § 4 Abs. 5b BMV-Z steht nicht entgegen, weil dort nur zahnärztliche Honoraransprüche auf der Grundlage erfolgter Behandlungen in Rede stehen und diese schriftlich vereinbart werden müssen. Hier ist aber ein vertraglicher Anspruch wegen einer Leistungsstörung streitig, damit kann das Schriftformerfordernis des § 4 Abs. 5b BMV-Z grundsätzlich nicht einzugreifen.	MedR 2007, 664
LG Konstanz, Urteil vom 27.05.1994, Az.: 1 S 237/93	Ausfallhonorar möglich, wenn wie folgt organisiert: längerer Terminvorlauf; Patient im Voraus auf einen Termin bestellt; Geplanter Termin wegen der Dauer der kieferorthopädischen Behandlung auch im Einzelfall mehrere Stunden; keine Bestellung eines weiteren Patienten.	NJW 1994, 3015
LG München II, Urteil vom 08.11.1983, Az.: 2 S 1327/83	Anspruch grundsätzlich nur auf Verweilgebühr	NJW 1984, 671
LG Heilbronn, Urteil vom 10.10.1991, Az.: 6 S 330/91	Kein Anspruch, da Terminierung nicht verzugsbegründend ist.	NZS 1993, 424

Entscheidung	Inhalt	Fundstelle
LG Hannover, Urteil vom 11.06.1998, Az.: 19 S 34/97	Schadensersatz aus Nebenpflichtverletzung nach durchschnittlichen Kostenfaktor einer Praxis, Anspruch aus § 615 BGB wird abgelehnt, weil „es allgemein nicht üblich ist, für angebotene, aber mangels Erscheinen zum Termin nicht geleistete ärztliche Behandlungsmaßnahmen das ärztliche Honorar zu verlangen."	NJW 2000, 1799
AG München, Urteil vom 13.08.1990, Az.: 1141 C 19971/90	Anspruch entfällt, Behandlungsvertrag kann jederzeit gekündigt werden, Arzt ist verpflichtet „andere Patienten einzuschieben".	NJW 1990, 2939
AG Calw, Urteil vom 16.11.1993, Az.: 4 C 762/93	Anspruch entfällt, Behandlungsvertrag kann jederzeit gekündigt werden.	NJW 1994, 3015
AG Rastatt, Urteil vom 12.01.1995, Az.: 1 C 391/94	Kein Honoraranspruch, ggf. Schadensersatz bei substantiierter Darlegung.	NJW-RR 1996, 817
AG Dieburg, Urteil vom 04.02.1998, Az.: 21 C 831/97	Kein Anspruch, da Terminierung nicht verzugsbegründend ist.	NJW-RR 1998, 1520
AG Osnabrück, Urteil vom 13.05.1987, Az.: 44 – 7 C 322/87 K	Anspruch auf angemessene Vergütung (hier für Krankengymnasten).	NJW 1987, 2935
AG Bremen, Urteil vom 02.06.1995, Az.: 24 C 72/95	Die von dem Patienten auf dem Anmeldebogen unterschriebene Klausel, nach der sich der Zahnarzt vorbehält, reserviert und nicht 24 Stunden vorher abgesagte Termine dem Patienten in Rechnung zu stellen, ist wirksam. Denn sie verstößt weder gegen AGBG § 10 Nr. 7 oder gegen AGBG § 9 Abs. 2 Nr.1.	NJW-RR 1996, 819
AG Meldorf, Urteil vom 18.11.2002, Az.: 83 C 1404/02	„Erscheint der Patient nicht zu dem vereinbarten Termin für eine ambulante Operation, für die der Arzt nahezu 7 Monate im Voraus eine bestimmte Behandlungszeit sowie den Operationssaal nebst dem erforderlichen Personal reserviert und danach den restlichen Behandlungsablauf in der Praxis abgestimmt hat, gerät der Patient ohne weiteres Verschulden in Annahmeverzug."	NJW-RR 2003, 1029

Tabelle 1   Entscheidungen zum Anspruch auf Ausfallhonorar

IV Mitwirkung der Vertragsparteien; Informationspflichten (§ 630c BGB)

§ 630c
Mitwirkung der Vertragsparteien; Informationspflichten

(1) Behandelnder und Patient sollen zur Durchführung der Behandlung zusammenwirken.

(2) Der Behandelnde ist verpflichtet, dem Patienten in verständlicher Weise zu Beginn der Behandlung und, soweit erforderlich, in deren Verlauf sämtliche für die Behandlung wesentlichen Umstände zu erläutern, insbesondere die Diagnose, die voraussichtliche gesundheitliche Entwicklung, die Therapie und die zu und nach der Therapie zu ergreifenden Maßnahmen. Sind für den Behandelnden Umstände erkennbar, die die Annahme eines Behandlungsfehlers begründen, hat er den Patienten über diese auf Nachfrage oder zur Abwendung gesundheitlicher Gefahren zu informieren. Ist dem Behandelnden oder einem seiner in § 52 Absatz 1 der Strafprozessordnung bezeichneten Angehörigen ein Behandlungsfehler unterlaufen, darf die Information nach Satz 2 zu Beweiszwecken in einem gegen den Behandelnden oder gegen seinen Angehörigen geführten Straf- oder Bußgeldverfahren nur mit Zustimmung des Behandelnden verwendet werden.

(3) Weiß der Behandelnde, dass eine vollständige Übernahme der Behandlungskosten durch einen Dritten nicht gesichert ist oder ergeben sich nach den Umständen hierfür hinreichende Anhaltspunkte, muss er den Patienten vor Beginn der Behandlung über die voraussichtlichen Kosten der Behandlung in Textform informieren. Weitergehende Formanforderungen aus anderen Vorschriften bleiben unberührt.

(4) Der Information des Patienten bedarf es nicht, soweit diese ausnahmsweise aufgrund besonderer Umstände entbehrlich ist, insbesondere wenn die Behandlung unaufschiebbar ist oder der Patient auf die Information ausdrücklich verzichtet hat.

1 Einleitung

§ 630c BGB bestimmt zunächst sehr allgemein, dass Behandelnder und Patient zur Durchführung der Behandlung zusammenwirken sollen. Daneben enthält die Vorschrift eine Reihe weiterer Informationspflichten des Behandelnden. Diese Informationspflichten richten sich nicht auf die Aufklärung im Sinne der Risikoaufklärung im Vorfeld der Behandlung. Diese Aufklärung ist in § 630e BGB geregelt.

Bei der Aufklärung nach § 630c BGB handelt es sich um die schon zuvor als Sicherungs- und therapeutische Aufklärung bezeichnete Form der Aufklärung. Sie bezieht sich nicht auf die Selbstbestimmung nach Risikoaufklärung im Vorfeld der Behandlung. Sie soll den Behandlungserfolg durch Schutz- und Warnhinweise sichern.[93]

Der Behandelnde ist hiernach verpflichtet, dem Patienten in verständlicher Weise zu Beginn der Behandlung und, soweit erforderlich, in deren Verlauf sämtliche für die Behandlung wesentlichen Umstände zu erläutern, insbesondere die Diagnose, die voraussichtliche gesundheitliche Entwicklung, die Therapie und die zu und nach der Therapie zu ergreifenden Maßnahmen.

Enthalten ist weiter die wirtschaftliche Aufklärung. Hier wird für den Behandlungsvertrag generell festgelegt, dass der Behandelnde bei Kenntnis, dass eine vollständige Übernahme der Behandlungskosten durch einen Dritten nicht gesichert ist oder sich dies aus den Umständen ergibt, den Patienten vor Beginn der Behandlung über die voraussichtlichen Kosten der Behandlung in Textform zu informieren hat.

Weitergehende Formanforderungen aus anderen Vorschriften bleiben unberührt. Im Bereich der vertragsärztlichen Versorgung ist es bereits seit langem an vielerlei Stellen geregelt, dass eine Aufklärung über Kosten außerhalb der Leistungspflicht der gesetzlichen Krankenversicherung erforderlich ist.

Bemerkenswert ist ferner die Pflicht zur Information des Patienten, wenn für den Behandelnden Umstände erkennbar sind, die die Annahme eines Behandlungsfehlers begründen. Er hat den Patienten über diese auf Nachfrage oder zur Abwendung gesundheitlicher Gefahren zu informieren. Ist dem Behandelnden oder einem seiner in § 52 Abs. 1 der Strafprozessordnung bezeichneten Ange-

---

93   OLG Köln, Beschluss vom 11.06.2014, Az.: 5 U 1/14, MedR 2015, 182; Wagner in: Münchener Kommentar zum Bürgerlichen Gesetzbuch: BGB Band 4: Schuldrecht, Besonderer Teil II, 7. Aufl. 2016, § 630c, Rdnr. 1.

hörigen ein Behandlungsfehler unterlaufen, darf die Information nach Satz 2 zu Beweiszwecken in einem gegen den Behandelnden oder gegen seinen Angehörigen geführten Straf- oder Bußgeldverfahren nur mit Zustimmung des Behandelnden verwendet werden.

Eine Informationspflicht zur Abwendung von Gefahren ist nicht neu, die Deklaration als Behandlungsfehler hat aber eine neue Qualität. In der Praxis dürfte diese Regelung haftungsrechtlich indes keine besondere Relevanz erlangen.[94]

Der Information des Patienten bedarf es nicht, soweit diese ausnahmsweise aufgrund besonderer Umstände entbehrlich ist, insbesondere wenn die Behandlung unaufschiebbar ist oder der Patient auf die Information ausdrücklich verzichtet hat.

2 Pflicht zum Zusammenwirken

Behandelnder und Patient sollen nach § 630c Abs. 1 BGB zur Durchführung der Behandlung zusammenwirken. Diese Pflicht trifft beide Vertragspartner gleichermaßen. Es handelt sich mit Blick auf die Verbindlichkeit um eine *„allgemeine Obliegenheit"*[95], die hier als Soll-Vorschrift ausgestaltet ist und bezüglich ihrer tatsächlichen Durchsetzbarkeit durchaus zweifelhaft erscheint.[96] Hintergrund ist das besondere Vertrauensverhältnis zwischen Arzt und Patient. Die Partnerschaft zwischen beiden Parteien mit dem Ziel einer optimalen Behandlung soll auf diese Weise eine festere Grundlage erhalten.

Inhalt der Obliegenheit ist insbesondere der Austausch von Informationen. Beide Vertragspartner haben sich gegenseitig zu unterstützen. Auf Seite der Patienten sind diese gehalten, *„die für die Behandlung bedeutsamen Umstände zeitnah offenzulegen und dem Behandelnden auf diese Weise ein Bild von seiner Person und seiner körperlichen Verfassung zu vermitteln".*[97] Sollte der Patient gegen diese Pflicht verstoßen, würde dies ein Mitverschulden im rechtlichen Sinne

---

94 Siehe hierzu Kap. IV.4.

95 BT-Drs. 17/10488, S. 21.

96 Spickhoff in: Spickhoff, Medizinrecht, 2. Aufl. 2014, BGB § 630c, Rdnr. 3.

97 BT-Drs. 17/10488, S. 21.

nach § 254 BGB[98] zur Folge haben; auch ist es möglich, dass wegen der Obliegenheitsverletzung der Behandlungs- bzw. Aufklärungsfehler entfällt.[99]

Der Patient soll als weitere Obliegenheit auch die ärztlichen Maßnahmen dulden und die vom Behandelnden getroffenen Anordnungen befolgen. Der Charakter der Regelung wird mit *„hauptsächlich im eigenen Interesse auferlegten Rechtspflichten minderen Grades"*[100] beschrieben. Anspruch auf Erfüllung auf der Seite des Arztes besteht nicht.[101]

3 Charakter und Inhalt der Informationspflichten

§ 630c Abs. 2 BGB enthält eine Reihe diverser Informationspflichten, die mit der Schaffung der Norm erstmals begrifflich von den Aufklärungspflichten nach § 630e BGB unterschieden werden.

3.1 Charakter der Informationspflichten

Die Informationspflichten im Sinne des § 630c BGB sind identisch mit den vor Schaffung der Vorschrift anerkannten Fällen der therapeutischen Aufklärung und der Sicherungsaufklärung.[102] Die Aufklärungspflichten des § 630e BGB sind hingegen unter dem Überbegriff der Selbstbestimmungsaufklärung zu definieren.

Die Informationspflichten nach § 630c BGB sind dem Gegenstand des Behandlungsvertrages zuzuordnen und im Gegensatz zur Selbstbestimmungsaufklärung nicht Grundlage und Wirksamkeitsvoraussetzung der Einwilligung.[103] Ver-

---

98 Nach § 254 Abs. 1 BGB hängt die Verpflichtung zum Ersatz sowie der Umfang des zu leistenden Ersatzes, insbesondere davon ab, inwieweit der Schaden vorwiegend von dem einen oder dem anderen Teil verursacht worden ist, wenn bei der Entstehung des Schadens ein Verschulden des Beschädigten mitgewirkt hat. Nach Abs. 2 gilt das auch, wenn sich das Verschulden des Beschädigten darauf beschränkt, dass er unterlassen hat, den Schuldner auf die Gefahr eines ungewöhnlich hohen Schadens aufmerksam zu machen, die der Schuldner weder kannte noch kennen musste, oder dass er unterlassen hat, den Schaden abzuwenden oder zu mindern.

99 BT-Drs. 17/10488, S. 21; Spickhoff in: Spickhoff, Medizinrecht, 2. Aufl. 2014, BGB § 630c, Rdnr. 4.

100 Spickhoff in: Spickhoff, Medizinrecht, 2. Aufl. 2014, BGB § 630c, Rdnr. 4.

101 Spickhoff in: Spickhoff, Medizinrecht, 2. Aufl. 2014, BGB § 630c, Rdnr. 4.

102 Wagner in: Münchener Kommentar zum Bürgerlichen Gesetzbuch: BGB Band 4: Schuldrecht, Besonderer Teil II, 7. Aufl. 2016, § 630c, Rdnr. 2.

103 Katzenmeier in: Laufs/Katzenmeier/Lipp, Arztrecht, 7. Aufl. 2015, Kap. V. Aufklärungspflicht und Einwilligung, Rdnr. 16.

letzt der Behandelnde die Pflicht zur gebotenen therapeutischen Information, ist dies ein Behandlungsfehler, der nicht der Beweislastregelung des § 630h BGB unterfällt und deshalb im Streitfall vom Patienten zu beweisen ist.[104]

Rechtsprechung

Saarländisches Oberlandesgericht Saarbrücken Urteil vom 06.07.2016, Az.: 1 U 87/14 – juris, GesR 2016, 691–692

„Durch die sog. therapeutische Sicherungsaufklärung – jetzt § 630c Abs. 2 Satz 1 BGB – soll, auf den vorliegenden Fall bezogen, dem Patienten durch Information über Ernst und Entwicklung seines Leidens die Dringlichkeit einer gebotenen Behandlung klar gemacht werden (vgl. Geiß/Greiner, Arzthaftpflichtrecht, 7. Aufl. 2014, B Rn. 95). Eine nicht hinreichende therapeutische Aufklärung kann einen Behandlungsfehler darstellen (vgl. BGH, Urteil vom 16. Juni 2009 – VI ZR 157/08 –, juris Rn. 9). Unterlässt es ein Arzt, den Patienten über die Dringlichkeit der – ihm ansonsten zutreffend empfohlenen – medizinisch gebotenen Maßnahmen zu informieren und ihn vor Gefahren zu warnen, die im Falle des Unterbleibens entstehen können, liegt grundsätzlich ein Verstoß gegen die Pflicht zur therapeutischen Beratung des Patienten vor. In diesen Fällen liegt der Schwerpunkt der Vorwerfbarkeit ärztlichen Fehlverhaltens regelmäßig nicht in der unterbliebenen Befunderhebung als solcher, sondern in dem Unterlassen von Warnhinweisen zum Zwecke der Sicherstellung des Behandlungserfolgs (vgl. BGH, Urteil vom 17. November 2015 – VI ZR 476/14 –, juris, Rn. 18, NJW 2016, S. 563, 564). Den Ursachenzusammenhang zwischen diesem Fehler und dem Gesundheitsschaden muss der Patient beweisen. Eine Beweislastumkehr ist hier, wie in anderen Fällen auch, nur im Falle eines groben Behandlungsfehlers angezeigt (vgl. BGH, Urteil vom 16. Juni 2009 – VI ZR 157/08 –, juris Rn. 15).“

3.2   Inhalt

Inhaltlich enthält das Gesetz eine exemplarische und nicht abschließende Aufzählung erforderlicher Informationspflichten, wobei die Informationen zu Diag-

---

104   Katzenmeier in: Laufs/Katzenmeier/Lipp, Arztrecht, 7. Aufl. 2015, Kap. V. Aufklärungspflicht und Einwilligung, Rdnr. 16.

nose und Therapie sowohl in § 630c BGB als auch in § 630e BGB gefordert und insofern doppelt geregelt sind.[105]

Nach § 630c Abs. 2 BGB ist der Behandelnde verpflichtet, dem Patienten in verständlicher Weise zu Beginn der Behandlung und, soweit erforderlich, im Verlauf der Behandlung sämtliche für die Behandlung wesentlichen Umstände zu erläutern. Beispiele sind hier die Diagnose, die voraussichtliche gesundheitliche Entwicklung, die Therapie und die zu und nach der Therapie zu ergreifenden Maßnahmen. Praktisch kann es sich beispielsweise um Hinweise zur Einnahme von Medikamenten, Hygiene, Ruhe oder Sport handeln.[106]

Die Gesetzesbegründung sieht als Beispiele weiter vor: *„Erörterung der Anamnese, mögliche Untersuchungen sowie (...) Notwendigkeit von Befunderhebungen."*[107] Bezüglich der Medikation werden genannt: *„Dosis, etwaige Unverträglichkeiten und Nebenfolgen".*[108]

Im Ergebnis sind hier die Umstände des Einzelfalls maßgeblich. So kann bei einer zum Nachteil für die Gesundheit des Patienten geänderten Diagnoselage der Behandelnde zu einer ergänzenden therapeutischen Sicherungsaufklärung verpflichtet sein, welche die neue Lage berücksichtigt.[109] Die Informationen dienen der Sicherung des Heilungserfolgs und dem gesundheitlichen Wohl des Patienten.[110] Sie betreffen das eigene Verhalten des Patienten und sollen entsprechende Möglichkeiten einer Selbstgefährdung verhindern. Insofern ist auch hier eine medizinische Einschätzung der notwendigen Informationspflichten angezeigt.

---

105   Katzenmeier in: Laufs/Katzenmeier/Lipp, Arztrecht, 7. Aufl. 2015, Kap. V. Aufklärungspflicht und Einwilligung, Rdnr. 16 „eine unglückliche Doppelung von identischen Pflichten" m.w.N.

106   Wagner in: Münchener Kommentar zum Bürgerlichen Gesetzbuch: BGB Band 4: Schuldrecht, Besonderer Teil II, 7. Aufl. 2016, § 630c, Rdnr. 1.

107   BT-Drs. 17/10488, S. 21.

108   BT-Drs. 17/10488, S. 21.

109   Saarländisches Oberlandesgericht Saarbrücken, Urteil vom 06.07.2016, Az.: 1 U 87/14 – juris, GesR 2016, 691–692.

110   Katzenmeier in: Laufs/Katzenmeier/Lipp, Arztrecht, 7. Aufl. 2015, Kap. V. Aufklärungspflicht und Einwilligung, Rdnr. 17.

4 Informationspflichten zu Behandlungsfehlern

Der Gesetzgeber hat eine Pflicht des Behandelnden vorgesehen, bei Annahme eines Behandlungsfehlers den Patienten hierüber zu informieren. Gemeint sind sowohl fremde als auch eigene Behandlungsfehler.

Dem Wortlaut des Gesetzes folgend muss der Behandelnde in folgenden Fällen den Patienten informieren. Erkennt er Umstände, die die Annahme eines Behandlungsfehlers begründen, hat er den Patienten über diese auf Nachfrage oder zur Abwendung gesundheitlicher Gefahren zu informieren.

Zwei Fälle sind mithin möglich:

1. Der Behandelnde erkennt Umstände, die einen Behandlungsfehler begründen, und der Patient fragt proaktiv nach einem möglichen Behandlungsfehler. Der Behandelnde hat hier wahrheitsgemäß zu antworten. Eine weitergehende Pflicht zur Recherche möglicher Behandlungsfehler, die für ihn nicht erkennbar sind, wird jedoch nicht angenommen.

2. Der Behandelnde erkennt Umstände, die einen Behandlungsfehler begründen, und die Information über den Behandlungsfehler ist zur Abwendung gesundheitlicher Gefahren erforderlich. Der Behandelnde hat den Patienten hier von sich aus über diesen Fehler und die weiteren einzuleitenden Schritte ohne weitere Nachfrage des Patienten zu informieren. Eine *„umfassende Fürsorgepflicht"* wird jedoch hier nicht angenommen.[111]

Die Pflicht zur Information soll auch die Information beinhalten, dass für den Behandelnden keine behandlungsfehlerbegründenden Umstände erkennbar sind.

---

111   BT-Drs. 17/10488, S. 21.

Rechtsprechung

OLG Oldenburg, Beschluss vom 25.08.2015, GesR 2015, 636–637

„Die Auskunftspflicht aus § 630c Abs. 2 S. 2 BGB umfasst auch die Mitteilung an den nachfragenden Patienten, dass für den Behandelnden keine behandlungsfehlerbegründenden Umstände erkennbar sind. Zwar erweckt der Wortlaut der Vorschrift den Eindruck, dass eine Auskunftspflicht erst durch das Vorliegen derartiger Umstände ausgelöst wird. Dies ist nur zutreffend, soweit es um die Pflicht zur wahrheitsgemäßen Offenbarung der behandlungsfehlerbegründenden Umstände geht. Daneben begründet § 630 Abs. 2 S. 2 BGB einen Anspruch des Patienten, auf Nachfrage auch entsprechend informiert zu werden, falls der Behandelnde keine Anhaltspunkte für Behandlungsfehler hat.“

Mit dieser Vorschrift gehen für den Behandelnden zwei Probleme einher. Zum einen könnte sich der Behandelnde durch die Bekanntgabe eines Behandlungsfehlers sowohl strafrechtlicher als auch zivilrechtlicher Verfolgung aussetzen. Ein Behandlungsfehler könnte beispielsweise den Tatbestand der fahrlässigen Körperverletzung bzw. auch einer fahrlässigen Tötung erfüllen. Hier wäre eine entsprechende strafrechtliche Verfolgung möglich. Der Betroffene muss jedoch nicht aktiv an seiner Strafverfolgung mitwirken und ist nicht verpflichtet, diese Informationen preiszugeben. Niemand ist verpflichtet, sich selbst zu belasten. Rechtlich wird dies als NEMO-Tenetur-Grundsatz bezeichnet.[112]

Der Gesetzgeber will dem mit § 630c Abs. 2 Satz 2 BGB begegnen. Ist dem Behandelnden oder einem seiner in § 52 Abs. 1 der Strafprozessordnung bezeichneten Angehörigen ein Behandlungsfehler unterlaufen, darf die Information nach Satz 2 zu Beweiszwecken in einem gegen den Behandelnden oder gegen seinen Angehörigen geführten Straf- oder Bußgeldverfahren nur mit Zustimmung des Behandelnden verwendet werden.

In der Umsetzung soll also der Arzt den Patienten darüber informieren, dass er einen Behandlungsfehler begangen hat. Sollte ein Strafverfahren eingeleitet werden, darf diese Information dann nicht ohne Zustimmung des Behandelnden verwendet werden.[113]

---

112 BVerfG, Beschluss vom 25.08.2014, Az.: 2 BvR 2048/13 – juris, Rdnr. 13.

113 Zur Problematik, dass die Zeugenaussagen des Patienten oder der Angestellten sowie ggf. der beschlagnahmten Gutachten durchaus verwendet werden könnten, Spickhoff in: Spickhoff, Medizinrecht, 2. Aufl. 2014, BGB § 630d, Rdnr. 24 m.w.N.

Des Weiteren erscheint die Frage zweifelhaft, ob der Arzt mit der Verpflichtung zur Information seinen Versicherungsschutz verliert. Nach § 105 VVG sind bereits Vereinbarungen, nach welchen der Versicherer nicht zur Leistung verpflichtet ist, wenn ohne seine Einwilligung der Versicherungsnehmer den Dritten befriedigt oder dessen Anspruch anerkennt, unwirksam. Des Weiteren dürfte mit der Information über Tatsachen, die einen Behandlungsfehler begründen, nicht zugleich stets ein Haftungsanerkenntnis angenommen werden; der Behandelnde ist nicht gehalten, eine juristische Subsumtion vorzunehmen.[114] Die Regelung sieht außerdem mit der Offenbarungspflicht ein Haftungsanerkenntnis nicht vor.[115]

Im Ergebnis dürfte hier also ein Anspruch des Patienten auf Information begründet sein. Sollte der Arzt dieser Verpflichtung nicht nachkommen, könnte hieraus dem Grunde nach ein Schadensersatzanspruch begründet werden. Voraussetzung wäre hier das Vorliegen eines Behandlungsfehlers, da ohne Vorliegen in keinem der Fälle ein Informationsanspruch gegeben wäre. Dies ist in der Regel auch bei der Frage nach einem Schadensersatzanspruch streitig.

Der Patient hat einen einklagbaren Anspruch auf die genannte Information, der sich auch auf die Information erstreckt, dass nach Auffassung des Behandelnden kein Behandlungsfehler gegeben ist.[116] Bei Durchsetzung dieses Anspruchs würde wiederum ggf. dann ein Behandlungsfehler konstatiert werden, der einen entsprechenden Haftungsanspruch zur Folge hat. Die Haftung für die fehlerhafte Behandlung wird durch die zusätzliche Verletzung des Anspruchs auf Information, dass ein Behandlungsfehler vorliegt, nicht verschärft.[117]

Die Vorschrift bleibt voraussichtlich also ohne nennenswerte weitergehende eigene praktische Bedeutung.[118] Der Anspruch auf Verletzung der Informationspflicht kann nicht über den Anspruch aufgrund eines Behandlungsfehlers hin-

---

114 Wagner in: Münchener Kommentar zum Bürgerlichen Gesetzbuch: BGB Band 4: Schuldrecht, Besonderer Teil II, 7. Aufl. 2016, § 630c, Rdnr. 45; Katzenmeier in: Laufs/Katzenmeier/Lipp, Arztrecht, 7. Aufl. 2015, Kap. V. Aufklärungspflicht und Einwilligung, Rdnr. 18.

115 Spickhoff in: Spickhoff, Medizinrecht, 2. Aufl. 2014, BGB § 630d, Rdnr. 16.

116 OLG Oldenburg, Beschluss vom 25.08.2015, GesR 2015, 636–637.

117 Wagner in: Münchener Kommentar zum Bürgerlichen Gesetzbuch: BGB Band 4: Schuldrecht, Besonderer Teil II, 7. Aufl. 2016, § 630c, Rdnr. 32.

118 Wagner in: Münchener Kommentar zum Bürgerlichen Gesetzbuch: BGB Band 4: Schuldrecht, Besonderer Teil II, 7. Aufl. 2016, § 630c, Rdnr. 31 m.w.N.

ausgehen.[119] Auch im Hinblick auf die Verjährung erlangt die Vorschrift in Ansehung der §§ 195, 199 Abs. 1 und 2 BGB keine besondere Relevanz.[120]

5 Wirtschaftliche Aufklärung

Weiß der Behandelnde, dass eine vollständige Übernahme der Behandlungskosten durch einen Dritten nicht gesichert ist oder ergeben sich nach den Umständen hierfür hinreichende Anhaltspunkte, muss er den Patienten vor Beginn der Behandlung über die voraussichtlichen Kosten der Behandlung in Textform informieren. Weitergehende Formanforderungen aus anderen Vorschriften sollen unberührt bleiben. Für die Praxis wird nachfolgend den Fragen nach dem erforderlichen Grad der Kenntnis des Behandelnden, der Form und weiteren Formvorschriften auf der Grundlage anderer Vorschriften nachgegangen.

Die wirtschaftliche Aufklärung war bereits vor Schaffung des § 630c Abs. 3 BGB anerkannt.[121] Rechtsgrundlage war die entsprechende vertragliche Nebenpflicht gemäß § 241 Abs. 2 BGB. Es geht darum, den Patienten in die Lage zu versetzen, sich auch vor dem Hintergrund der wirtschaftlichen Belange sich für oder gegen eine Maßnahme zu entscheiden.

Es handelt sich nicht um eine medizinische Aufklärung, wobei es nicht ausgeschlossen ist, dass die medizinische Aufklärung mit der wirtschaftlichen Aufklärung verwoben ist. Beispielhaft wird ein Fall genannt, wonach im Rahmen der Aufklärung über Behandlungsalternativen über nicht von dritter Seite kostenmäßig übernommene Maßnahmen aufgeklärt werden muss. Hier müsste der Behandelnde auch diese vorgeschlagene Behandlungsmethode mit der Möglichkeit der Vergütung als Selbstzahler aufzeigen.[122]

---

119 Katzenmeier in: Laufs/Katzenmeier/Lipp, Arztrecht, 7. Aufl. 2015, Kap. V. Aufklärungspflicht und Einwilligung, Rdnr. m.w.N. zum Streitstand hinsichtlich der Sinnhaftigkeit der Vorschrift und zur Frage der Verjährung; Wagner in: Münchener Kommentar zum Bürgerlichen Gesetzbuch: BGB Band 4: Schuldrecht, Besonderer Teil II, 7. Aufl. 2016, § 630c, Rdnr. 32.

120 Katzenmeier in: Laufs/Katzenmeier/Lipp, Arztrecht, 7. Aufl. 2015, Kap. V. Aufklärungspflicht und Einwilligung, Rdnr. 20.

121 OLG Stuttgart, VersR 2003, 462 f.

122 Katzenmeier in: Laufs/Katzenmeier/Lipp, Arztrecht, 7. Aufl. 2015, Kap. V. Aufklärungspflicht und Einwilligung, Rdnr. 21 m.w.N.

5.1 Kenntnis des Behandelnden

Die Vorschrift ist einschlägig, wenn der Arzt positive Kenntnis oder entsprechende Anhaltspunkte hat, dass eine vollständige Kostenübernahme durch einen Dritten nicht gesichert ist.

Der Dritte dürfte hier in der Regel die gesetzliche Krankenversicherung sein. Hier wird allgemein anerkannt, dass der gesetzlich krankenversicherte Patient in der Regel nicht hinreichend darüber informiert ist, welche medizinischen Maßnahmen von der gesetzlichen Krankenversicherung übernommen werden. Dem Arzt wird hier ein entsprechender Wissensvorsprung unterstellt. Er kennt sich im System der gesetzlichen Krankenversicherung als Vertragsarzt notwendigerweise aus. Insbesondere hat er Kenntnis hinsichtlich der komplizierten Abrechnungsmodalitäten und der Kostentragungspflicht der gesetzlichen Krankenversicherung.[123]

In der privaten Krankenversicherung wird der Verantwortungsbereich des Arztes nicht so weit gefasst werden dürfen. Die individuellen Versicherungsverträge sind dem Arzt nicht bekannt. Der Deckungsschutz ergibt sich hier nicht aus dem Gesetz.[124] Es besteht beispielsweise keine Informationspflicht des Trägers einer Privatklinik, dass die private Krankenversicherung des Patienten die Mehrwertsteuer möglicherweise nicht erstattet, zu deren Zahlung sich der Patient im Behandlungsvertrag verpflichtet hat.[125] Sollten allerdings allgemein anerkannte Ablehnungstatbestände vorliegen, dürfte auch hier der entsprechende Anspruch des Patienten auf Information hierüber gegeben sein. Ein ausreichender Grad an Gewissheit soll schon bei begründeten Zweifeln einer Kostenübernahme durch Dritte angenommen werden.[126]

5.2 Fehler bei der wirtschaftlichen Aufklärung

Sollte der Behandelnde den Patienten trotz Verpflichtung nicht, nicht hinreichend oder unzutreffend über die wirtschaftlichen Folgen der Behandlung unterrichten, kann die Behandlung nicht abgerechnet werden bzw. zu einem Schadensersatzanspruch in Höhe der Behandlungskosten führen. Mit diesem Schadensersatzanspruch kann der Patient dann ggf. gegen die Forderung des Behandelnden

---

123 BT-Drs. 17/10488, S. 22.

124 LG Berlin, Beschluss vom 03.03.2017, Az.: 88 S 108/16.

125 LG Berlin, Beschluss vom 03.03.2017, Az.: 88 S 108/16, GesR 2017, 270–271.

126 BGH, Urteil vom 01.02.1983, Az.: VI ZR 104/81, NJW 1983, 2630–2631; Spickhoff in: Spickhoff, Medizinrecht, 2. Aufl. 2014, BGB § 630d, Rdnr. 36.

aufrechnen.[127] Die wirtschaftliche Aufklärungspflicht findet ihre Grenze in der positiven Kenntnis des Behandelnden unter Berücksichtigung der o.g. Maßstäbe.[128]

5.3 Form

Das Gesetz sieht für die Information des Patienten Textform vor. Formvorschriften aus anderen Vorschriften bleiben unberührt.

5.3.1 Textform

Die Textform ist in § 126b BGB geregelt.

„Ist durch Gesetz Textform vorgeschrieben, so muss eine lesbare Erklärung, in der die Person des Erklärenden genannt ist, auf einem dauerhaften Datenträger abgegeben werden. Ein dauerhafter Datenträger ist jedes Medium, das

1.   es dem Empfänger ermöglicht, eine auf dem Datenträger befindliche, an ihn persönlich gerichtete Erklärung so aufzubewahren oder zu speichern, dass sie ihm während eines für ihren Zweck angemessenen Zeitraums zugänglich ist, und

2.   geeignet ist, die Erklärung unverändert wiederzugeben."

Es handelt sich insbesondere nicht um Schriftform, die grundsätzlich die eigenhändige Unterschrift des Ausstellers auf der Urkunde erfordert.

Eine handschriftliche Unterschrift des Patienten unter die Information nach § 630c BGB ist daher nicht erforderlich. Sollte ein Patient nicht in der Lage sein, Textform zur Kenntnis nehmen zu können, weil er beispielsweise sehbehindert ist, muss er vom Arzt entsprechend anderweitig informiert werden.

5.3.2 Weitergehende Formanforderungen aus anderen Vorschriften

Weitergehende Formanforderungen aus anderen Vorschriften bleiben unberührt. Beispielhaft seien § 17 Abs. 2 KHEntgG, § 28 Abs. 2 Satz 4 SGB V, § 3 Abs. 1

---

127   Katzenmeier in: Laufs/Katzenmeier/Lipp, Arztrecht, 7. Aufl. 2015, Kap. V. Aufklärungspflicht und Einwilligung, Rdnr. 25.

128   Katzenmeier in: Laufs/Katzenmeier/Lipp, Arztrecht, 7. Aufl. 2015, Kap. V. Aufklärungspflicht und Einwilligung, Rdnr. 22, 23.

und § 18 Abs. 8 BMV-Ä für Leistungen außerhalb der Leistungspflicht der gesetzlichen Krankenversicherung genannt.[129]

§ 17 Abs. 2 KHEntgG

„Wahlleistungen sind vor der Erbringung schriftlich zu vereinbaren; der Patient ist vor Abschluss der Vereinbarung schriftlich über die Entgelte der Wahlleistungen und deren Inhalt im Einzelnen zu unterrichten."

§ 28 Abs. 2 SGB V

„Die zahnärztliche Behandlung umfasst die Tätigkeit des Zahnarztes, die zur Verhütung, Früherkennung und Behandlung von Zahn-, Mund- und Kieferkrankheiten nach den Regeln der zahnärztlichen Kunst ausreichend und zweckmäßig ist; sie umfasst auch konservierend-chirurgische Leistungen und Röntgenleistungen, die im Zusammenhang mit Zahnersatz einschließlich Zahnkronen und Suprakonstruktionen erbracht werden. Wählen Versicherte bei Zahnfüllungen eine darüber hinausgehende Versorgung, haben sie die Mehrkosten selbst zu tragen. In diesen Fällen ist von den Kassen die vergleichbare preisgünstigste plastische Füllung als Sachleistung abzurechnen. In Fällen des Satzes 2 ist vor Beginn der Behandlung eine schriftliche Vereinbarung zwischen dem Zahnarzt und dem Versicherten zu treffen..."

§ 3 Bundesmantelvertrag-Ärzte (BMV-Ä)

„Die vertragsärztliche Versorgung umfasst keine Leistungen, für welche die Krankenkassen nicht leistungspflichtig sind oder deren Sicherstellung anderen Leistungserbringern obliegt. Dies gilt insbesondere für Leistungen, die nach der Entscheidung des Gemeinsamen Bundesausschusses in den Richtlinien nach § 92 SGB V von der Leistungspflicht der gesetzlichen Krankenversicherung ausgeschlossen wurden. Leistungen, für die eine Leistungspflicht der Krankenkassen nicht besteht, können nur im Rahmen einer Privatbehandlung erbracht werden, über die mit dem Versicherten vor Beginn der Behandlung ein schriftlicher Behandlungsvertrag abgeschlossen werden muss."

§ 18 Abs. 8 BMV-Ä

„Der Versicherte hat Anspruch auf Sachleistung, wenn er nicht Kostenerstattung gewählt hat. Vertragsärzte, die Versicherte zur Inanspruchnahme einer privatärzt-

---

129 Spickhoff in: Spickhoff, Medizinrecht, 2. Aufl. 2014, BGB § 630d, Rdnr. 41 m.w.N.; Katzenmeier in: Laufs/Katzenmeier/Lipp, Arztrecht, 7. Aufl. 2015, Kap. V. Aufklärungspflicht und Einwilligung, Rdnr. 24.

lichen Versorgung an Stelle der ihnen zustehenden Leistungen der gesetzlichen Krankenversicherung beeinflussen, verstoßen gegen ihre vertragsärztlichen Pflichten.

Der Vertragsarzt darf von einem Versicherten eine Vergütung nur fordern,

1. *wenn die elektronische Gesundheitskarte vor der ersten Inanspruchnahme im Quartal nicht vorgelegt worden ist bzw. ein Anspruchsnachweis gemäß § 19 Abs. 2 nicht vorliegt und nicht innerhalb einer Frist von zehn Tagen nach der ersten Inanspruchnahme nachgereicht wird,*

2. *wenn und soweit der Versicherte vor Beginn der Behandlung ausdrücklich verlangt, auf eigene Kosten behandelt zu werden, und dieses dem Vertragsarzt schriftlich bestätigt,*

3. *wenn für Leistungen, die nicht Bestandteil der vertragsärztlichen Versorgung sind, vorher die schriftliche Zustimmung des Versicherten eingeholt und dieser auf die Pflicht zur Übernahme der Kosten hingewiesen wurde."*

6 Ausnahmen

Das Gesetz sieht zwei Ausnahmen vor. Nach § 630c Abs. 4 BGB bedarf es der Information des Patienten nicht, soweit diese ausnahmsweise aufgrund besonderer Umstände entbehrlich ist, insbesondere wenn die Behandlung unaufschiebbar ist oder der Patient auf die Information ausdrücklich verzichtet hat.

Die Beispiele in § 630c Abs. 4 BGB sind erneut nicht abschließend. Weitere Fälle sind daher denkbar. Als Möglichkeit wird hier beispielsweise auch der Fall therapeutischer Gründe angenommen, wenn also die begründete Gefahr besteht, dass ein Patient infolge dieser Information sein Leben oder seine Gesundheit gefährdet.[130] Ausnahmsweise könnte auch von der Information des Patienten abgesehen werden, wenn der Patient selbst Arzt ist und die nötige Sachkunde besitzt. Angesichts der starken Spezialisierung ist jedoch anzuraten, hiervon eher vorsichtig Gebrauch zu machen.

Die Gesetzesbegründung nimmt an, dass der Fall des § 630c Abs. 4 BGB wohl hauptsächlich für die Informationspflichten aus Abs. 2 relevant würde, also damit nicht für die wirtschaftliche Aufklärung nach Abs. 3. Hintergrund ist, dass *„Gegenstand der Informationspflicht aus Abs. 3 (..) solche Behandlungen [sind],*

---

130 BT-Drs. 17/10488, S. 23.

deren Kostenübernahme durch Dritte zweifelhaft ist. Der Grund für diese Zweifel liegt regelmäßig in der fehlenden Anerkennung der Behandlung als medizinisch notwendig. Eine medizinische Behandlung, die als nicht notwendig angesehen wird, wird im Regelfall nicht unaufschiebbar im Sinne des Abs. 4 sein." [131]

6.1 Entbehrlichkeit aufgrund besonderer Umstände

Notfälle erlauben es dem Arzt naturgemäß nicht, zunächst den umfangreichen Informationspflichten nachzukommen. Hier wird allgemein anerkannt, dass diese gegebenenfalls nachzuholen sind und für die Fortsetzung der Behandlung durchgeführt werden müssen.

6.2 Verzicht

Möglich ist ferner ein ausdrücklicher Verzicht des Patienten. Die Anforderungen hieran sind allerdings besonders streng. *„Der Patient muss den Verzicht deutlich, klar und unmissverständlich geäußert und die Erforderlichkeit der Behandlung sowie deren Chancen und Risiken zutreffend erkannt haben."* [132]

---

131   BT-Drs. 17/10488, S. 23.

132   BT-Drs. 17/10488, S. 22.

V Einwilligung (§ 630d BGB)

§ 630d
Einwilligung

(1) Vor Durchführung einer medizinischen Maßnahme, insbesondere eines Eingriffs in den Körper oder die Gesundheit, ist der Behandelnde verpflichtet, die Einwilligung des Patienten einzuholen. Ist der Patient einwilligungsunfähig, ist die Einwilligung eines hierzu Berechtigten einzuholen, soweit nicht eine Patientenverfügung nach § 1901a Absatz 1 Satz 1 die Maßnahme gestattet oder untersagt. Weitergehende Anforderungen an die Einwilligung aus anderen Vorschriften bleiben unberührt. Kann eine Einwilligung für eine unaufschiebbare Maßnahme nicht rechtzeitig eingeholt werden, darf sie ohne Einwilligung durchgeführt werden, wenn sie dem mutmaßlichen Willen des Patienten entspricht.

(2) Die Wirksamkeit der Einwilligung setzt voraus, dass der Patient oder im Fall des Absatzes 1 Satz 2 der zur Einwilligung Berechtigte vor der Einwilligung nach Maßgabe von § 630e Absatz 1 bis 4 aufgeklärt worden ist.

(3) Die Einwilligung kann jederzeit und ohne Angabe von Gründen formlos widerrufen werden.

1 Einleitung

Nach § 630d BGB ist der Behandelnde vor der Durchführung einer medizinischen Maßnahme, insbesondere eines Eingriffs in den Körper oder die Gesundheit, verpflichtet, die Einwilligung des Patienten einzuholen. Der Patient kann die Einwilligung nach § 630d Abs. 3 BGB jederzeit formlos widerrufen.

Die Einholung der Einwilligung ist hier als vertragliche Pflicht ausgestaltet. Sie ist zum einen Ausfluss des grundgesetzlich geschützten Persönlichkeits- und Selbstbestimmungsrechts des Patienten aus Art. 1 und 2 GG: Der Patient soll nicht Objekt, sondern *„eigenverantwortliches Subjekt"* sein. Zum anderen handelt es sich zivilrechtlich um den erforderlichen Rechtfertigungsgrund im Zusammenhang mit der Frage nach einer deliktsrechtlichen Haftung, was auch für die strafrechtliche Bewertung gilt.[133]

---

[133] BT-Drs. 17/10488, S. 23, Spickhoff weist zur Gesetzbegründung zutreffend darauf hin, dass nicht die Einwilligung Pflicht aus dem Behandlungsvertrag ist, sondern die Einholung derselben, Spickhoff in: Spickhoff, Medizinrecht, 2. Aufl. 2014, BGB § 630d, Rdnr. 1.

Die deliktische Haftung kann einen Schadensersatzanspruch begründen, wenn ein besonders geschütztes Rechtsgut rechtswidrig und schuldhaft verletzt wird, wie beispielsweise die Gesundheit oder die körperliche Integrität. Medizinische Maßnahmen sind in der Regel solche Eingriffe, die Auswirkungen auf den Körper und/oder die Gesundheit des Patienten entfalten.[134] Die Einwilligung lässt hier die Rechtswidrigkeit der strafrechtlich tatbestandlichen Körperverletzung durch den Eingriff entfallen.[135]

Um überhaupt eine Einwilligung abgeben zu können, ist zuvor eine entsprechende Risiko- bzw. Selbstbestimmungsaufklärung erforderlich.[136] Der Patient kann nämlich nur in eine Maßnahme einwilligen, die er auch verstanden hat und deren Risiken er abschätzen kann. Diesen Gesichtspunkt greift auch § 630d Abs. 2 BGB auf, der voraussetzt, dass die zur Einwilligung berechtigte Person zuvor wirksam aufgeklärt worden ist. Die Anforderungen an die Aufklärung sind also in engem Zusammenhang mit der Einwilligung zu sehen und hängen voneinander ab.

Besonderheiten können sich insbesondere dann ergeben, wenn der Patient einwilligungsunfähig ist. In diesem Fall muss ein Berechtigter um die Einwilligung ersucht werden. Eine Ausnahme ist bei Vorliegen einer (einschlägigen) Patientenverfügung gegeben, wenn diese die konkrete Maßnahme gestattet oder untersagt. Eine weitere Ausnahme ist bei unaufschiebbaren Maßnahmen vorgesehen. Hier darf die Maßnahme auch ohne ausdrückliche Einwilligung erfolgen, wenn sie dem mutmaßlichen Willen des Patienten entspricht. Dieser Wille ist ggf. zu ermitteln.

In der Praxis stellen sich in diesem Zusammenhang insbesondere die Fragen, wie die Einwilligungsfähigkeit definiert wird, wer im Einzelfall der Berechtigte ist und welche Besonderheiten bei Minderjährigen oder unter Betreuung stehenden Personen beachtet werden müssen.

2 Begriff der Einwilligungsfähigkeit

Dreh- und Angelpunkt der Voraussetzung der wirksamen Einholung der Einwilligung des Patienten bzw. der zur Einwilligung berechtigten Person nach § 630d

---

134 BT-Drs. 17/10488, S. 23.

135 Die Notwendigkeit einer Einwilligung vor dem Eingriff war allerdings schon weit vor der Einführung des § 630d BGB anerkannt. Schon das Reichsgericht hat den ärztlichen Heileingriff als tatbestandliche Körperverletzung qualifiziert und konstatiert, dass allein die Tatsache der fachgerechten ärztlichen Behandlung die Rechtswidrigkeit nicht entfallen lässt, RGSt 25, 375.

136 Detailliert hierzu Kap. VI. Aufklärungspflichten.

BGB ist der Begriff der Einwilligungstahigkeit. Er ist rechtlich für den medizinischen Bereich schwer zu fassen. Er ist gesetzlich nicht definiert und wird nur vereinzelt im weiteren rechtlichen Kontext angesprochen. Wichtige Eckpunkte liefert hier beispielsweise § 40 Abs. 1 Nr. 3a AMG im Zusammenhang mit den rechtlichen Zulässigkeitsvoraussetzungen der klinischen Prüfung von Arzneimitteln. Die betroffene Person (Patient bzw. Proband) muss hier in der Lage sein, *„Wesen, Bedeutung und Tragweite der klinischen Prüfung zu erkennen und ihren Willen hiernach auszurichten".* [137]

Der Behandelnde muss sich von der Einwilligungsfähigkeit des Patienten überzeugen. Seinem Urteil kommt die maßgebliche Bedeutung zu. Hierbei spielt auch das besondere Verhältnis zwischen Arzt und Patient eine Rolle, weil der Behandelnde am ehesten in der Lage ist, die Einwilligungsfähigkeit abzuschätzen.[138] Eine Haftung wegen unverschuldeter Fehleinschätzung der Einwilligungsfähigkeit soll aber nicht begründet werden können.[139]

Sollte die Frage der Einwilligungsfähigkeit im Prozess streitig werden, muss die Partei diese Tatsache beweisen, die sich auf die fehlende Einwilligungsfähigkeit beruft.[140]

2.1 Unterschied zur Geschäftsfähigkeit

Die Einwilligungsfähigkeit ist nicht gleichbedeutend mit dem – gesetzlich definierten – Begriff der Geschäftsfähigkeit, der die Frage der Verbindlichkeit rechtsgeschäftlicher Willenserklärungen regelt. Die Trennung zwischen Geschäftsfähigkeit und Einwilligungsfähigkeit im Zusammenhang mit der Einwilligung in medizinische Maßnahmen hat ihren Hintergrund in der Höchstpersönlichkeit des Rechts des Patienten, welches hiermit verbunden ist.

Nach § 104 Nr. 1 BGB ist geschäftsunfähig, wer nicht das siebente Lebensjahr vollendet hat und nach § 104 Nr. 2 BGB, wer sich in einem die Willensbildung ausschließenden Zustand krankhafter Störung der Geistestätigkeit befindet,

---

137 Mit Hinweis auf die entsprechenden gesetzlichen Fundstellen, Spickhoff in: Spickhoff, Medizinrecht, 2. Aufl. 2014, BGB § 630d, Rdnr. 3.

138 Spickhoff in: Spickhoff, Medizinrecht, 2. Aufl. 2014, BGB § 630d, Rdnr. 4.

139 Spickhoff in: Spickhoff, Medizinrecht, 2. Aufl. 2014, BGB § 630d, Rdnr. 4.

140 BT-Drs. 17/10488, S. 23. Zur Frage der Einwilligungsfähigkeit bei schmerzbeeinträchtigten Patienten: Genske: Zur Einwilligungsfähigkeit bei schmerzbeeinträchtigten Patienten, MedR 2016, 173.

sofern nicht der Zustand seiner Natur nach ein vorübergehender ist. Willenser-klärungen von Geschäftsunfähigen sind nichtig, § 105 Abs. 1 BGB.

Bei Minderjährigen ab Vollendung des siebenten Lebensjahres bis zur Vollen-dung des 18. Lebensjahres liegt sog. beschränkte Geschäftsfähigkeit vor, § 106 BGB. Die von diesen Personen abgegebenen Willenserklärungen sind schwe-bend unwirksam[141], hängen also von der Einwilligung bzw. Genehmigung des Vertreters ab. Minderjährige werden von ihren Sorgeberechtigten im Rahmen der elterlichen Sorge vertreten, § 1629 BGB. Hierbei handelt es sich um sämtliche Sorgeberechtigte, die grundsätzlich die elterliche Sorge gemeinsam ausüben.

2.2 Elemente des Begriffs der Einwilligung

Maßgeblich ist die natürliche Willensfähigkeit, die Einsichtsfähigkeit und das Steuerungsvermögen im jeweiligen Einzelfall.[142] Eine greifbare Definition ist, dass eine einwilligungsfähige Person Wesen und Tragweite der medizinischen Maß-nahme einschätzen und ihren Willen danach ausrichten kann. Enthalten ist also das kognitive Element der Fähigkeit, Art, Wesen und Tragweite der Maßnahme abzuschätzen, und das voluntative Element, seinen Willen danach ausrichten zu können. Beides muss kumulativ vorliegen.[143] Der Patient muss die Aufklärung verstehen, die Nutzen gegen die Risiken abwägen, um darauf folgend eine eigenverantwortliche Entscheidung zu treffen.[144]

Hierbei wird dem Arzt ein faktischer Entscheidungsspielraum eingeräumt.[145] Mit in die Überlegung ist auch die Komplexität der Maßnahme einzubeziehen.[146] Allein die Entscheidung zu einer – aus Sicht des Behandelnden unvernünftigen – Maßnahme führt nicht zur Einwilligungsunfähigkeit. Generell dürfen Entschei-dungen auch unvernünftig sein.[147]

---

141   Dies gilt nur, soweit der Minderjährige durch sie nicht lediglich einen rechtlichen Vorteil erlangt, § 107 BGB.

142   BT-Drs. 17/10488, S. 23.

143   Spickhoff in: Spickhoff, Medizinrecht, 2. Aufl. 2014, BGB § 630d, Rdnr. 4.

144   Laufs/Kern, § 137, Rn. 7.

145   Spickhoff in: Spickhoff, Medizinrecht, 2. Aufl. 2014, BGB § 630d, Rdnr. 4.

146   Spickhoff in: Spickhoff, Medizinrecht, 2. Aufl. 2014, BGB § 630d, Rdnr. 5.

147   Spickhoff in: Spickhoff, Medizinrecht, 2. Aufl. 2014, BGB § 630d, Rdnr. 5.

2.3 Beurteilung der Einwilligungsfähigkeit bei Minderjährigen

Im Ergebnis kann also sowohl der Volljährige als auch Minderjährige einwilligungsfähig oder einwilligungsunfähig sein.[148] Die Grenzen der Geschäftsfähigkeit sind hier nicht entscheidend. Es hängt jeweils von der o.g. Fähigkeit ab, Wesen und Tragweite der medizinischen Maßnahme einschätzen zu können und seinen Willen danach ausrichten.

Bei Minderjährigen muss bei der Beurteilung der Einwilligungsfähigkeit ebenfalls stets der Einzelfall betrachtet werden. Starre Altersgrenzen existieren hier nicht. Entscheidend ist die *„behandlungsspezifische natürliche Einsichtsfähigkeit".*[149] Die häufig angenommene Altersgrenze von 14 Jahren ist in dieser Absolutheit für die Frage der Einwilligungsfähigkeit nicht anerkannt.[150] Dagegen spricht auch nicht, dass beispielsweise ab einem Alter von 14 Jahren die Mündigkeit angenommen wird, seine Religion frei zu wählen.[151]

3 Einholung der Einwilligung des einwilligungsfähigen Patienten

§ 630d BGB verlangt als vertragliche Pflicht vom Behandelnden, dass er vor der Durchführung der Maßnahme die Einwilligung des Patienten einholt. Nach der erforderlichen Aufklärung muss der Behandelnde der Begründung des Gesetzes folgend den Patienten *„ausdrücklich und unmissverständlich"* fragen, ob er ein-

---

148 Ausführlich Kaeding/Schwenke: Medizinische Behandlung Minderjähriger – Anforderungen an die Einwilligung, MedR 2016, 935.

149 BT-Drs. 17/10488, S. 23.

150 So aber, jedenfalls für die fehlende Einwilligungsfähigkeit unter 14 Jahren, Wever in: Bergmann/Pauge/Steinmeyer, Gesamtes Medizinrecht, 2. Aufl. 2014, BGB § 630d, Rdnr. 5. Diese Sichtweise überzeugt nicht. Da keine rechtliche Grundlage die Einwilligungsfähigkeit anhand des Lebensalters festlegt, kann auch nicht konstatiert werden, dass vor der Vollendung des 14. Lebensjahres gerade keine Einwilligungsfähigkeit vorliegen kann. Diese Auffassung benachteiligt überdies solche Minderjährige unter 14 Jahren, die bereits im Einzelfall bzgl. der konkreten Behandlung Wesen und Tragweite einschätzen können und ihren Willen auch hiernach ausrichten können.

151 Nach § 5 des Gesetzes über die religiöse Kindererziehung (KErzG), in der im Bundesgesetzblatt Teil III, Gliederungsnummer 404-9, veröffentlichten bereinigten Fassung, das zuletzt durch Artikel 63 des Gesetzes vom 17.12.2008 (BGBl. I S. 2586) geändert worden ist, steht dem Kind nach der Vollendung des vierzehnten Lebensjahrs die Entscheidung darüber frei zu, welches religiöse Bekenntnis es wählt. Nach Vollendung des zwölften Lebensjahres kann es nicht gegen seinen Willen in einem anderen Bekenntnis als bisher erzogen werden.

willigt.[152] Wenn er dies tut, ist die Einwilligung nach den maßgeblichen rechtlichen Voraussetzungen eingeholt.[153]

3.1 Einwilligung des volljährigen einwilligungsfähigen Patienten

Das gilt zunächst für den einwilligungsfähigen volljährigen Patienten. Dieser erklärt selbst die Einwilligung in die Maßnahme auf der rechtlichen Grundlage seines Selbstbestimmungsrechts.[154] Einwilligungsunfähige können selbst keine Einwilligung in die medizinische Maßnahme geben. In einem solchen Fall muss dies ein Dritter tun, der hierzu entweder von Gesetzes wegen oder aufgrund rechtsgeschäftlicher Erklärungen berechtigt ist.

Fehler im Zusammenhang mit der Einwilligung sind rechtlich folgenreich. Zum einen ist die tatbestandliche Körperverletzung nicht gerechtfertigt. Unter Umständen, insbesondere bei Fehlen sonstiger Rechtfertigungsgründe oder Vorliegen einer mutmaßlichen Einwilligung, kann hier der Straftatbestand der Körperverletzung erfüllt sein. Zum anderen hat der Behandelnde eine vertragliche Pflicht verletzt, was zu Schadensersatzansprüchen führen kann.

3.2 Besonderheiten bei einwilligungsfähigen Minderjährigen

Nachdem nicht nur Volljährige, sondern auch Minderjährige einwilligungsfähig im Sinne des § 630d BGB sein können, wirft dies die Frage auf, ob der Minderjährige auch ohne Zustimmung seines gesetzlichen Vertreters, sprich: des bzw. der Sorgeberechtigten, selbst wirksam in eine ärztliche Maßnahme einwilligen kann.

Nach § 1626 Abs. 1 BGB haben die Eltern die Pflicht und das Recht, für das minderjährige Kind zu sorgen. Die elterliche Sorge umfasst hiernach die Sorge für die Person (Personensorge) und das Vermögen des Kindes (Vermögenssorge).

Die Rechtsprechung ist hier nicht einheitlich. Die zivilrechtliche Rechtsprechung nimmt, unter Berücksichtigung des Sorgerechts, eher an, dass sowohl die Sorgeberechtigten als auch der einwilligungsfähige Minderjährige selbst kumulativ

---

152 Zu recht kritisch zur Forderung in der Gesetzesbegründung, da es an einer ausdrücklichen Frage meist fehle und es darauf ankomme, dass der Patient einwillige, unabhängig von einer ausdrücklichen Frage; Spickhoff in: Spickhoff, Medizinrecht, 2. Aufl. 2014, BGB § 630d, Rdnr. 2.

153 BT-Drs. 17/10488, S. 23.

154 Wever in: Bergmann/Pauge/Steinmeyer, Gesamtes Medizinrecht, 2. Aufl. 2014, BGB § 630d, Rdnr. 4

die Einwilligung abgeben müssen. Die strafrechtliche Rechtsprechung nimmt an, dass die maßgebliche Einwilligung der einwilligungsfähige Minderjährige selbst abgeben muss, ohne dass es auf die Zustimmung der Sorgeberechtigten ankäme.[155] Dem Minderjährigen wird Vetorecht eingeräumt, wenn es sich um schwerwiegende Eingriffe mit erheblichen Folgen handelt.[156]

4 Einwilligung des hierzu Berechtigten bei einwilligungsunfähigen Patienten

Wer der zur Einwilligung Berechtigte im Sinne des § 630d BGB ist und ob es hier Beschränkungen oder Besonderheiten gibt, hängt von der Person des Einwilligungsunfähigen ab. Unterschieden werden im Folgenden einwilligungsunfähige Minderjährige und einwilligungsunfähige Volljährige.

4.1 Einwilligungsunfähige Minderjährige

Einwilligungsunfähige Minderjährige sind nicht in der Lage, Wesen und Tragweite der Maßnahme einzusehen und ihren Willen danach auszurichten. Dies wird häufig durch den Stand der Entwicklung begründet sein. Es sind aber auch medizinische Gründe im Sinne einer Erkrankung oder Behinderung denkbar.

4.1.1 Person des Berechtigten

Bei einwilligungsunfähigen Minderjährigen erfolgt die Einwilligung zu ärztlichen Maßnahmen durch die Sorgeberechtigten und zwar grundsätzlich gemeinsam. Nach § 1627 haben die Eltern die elterliche Sorge in eigener Verantwortung und in gegenseitigem Einvernehmen zum Wohl des Kindes auszuüben.

Die gesetzliche Regelung sieht vor, dass die Eltern bei Meinungsverschiedenheiten versuchen müssen, sich zu einigen. Wenn dies nicht gelingt, kann das Familiengericht bei Regelungen von erheblicher Bedeutung auf Antrag eines Elternteils die Entscheidung einem Elternteil übertragen, wobei die Übertragung mit

---

155 Zu dieser Differenzierung und m.w.N. aus der Rechtsprechung: Spickhoff in: Spickhoff, Medizinrecht, 2. Aufl. 2014, BGB § 630d, Rdnr. 8, der zur Tendenz der strafrechtlichen Rechtsprechung tendiert, weil er bei Annahme hoher Anforderungen an die Einwilligungsfähigkeit keinen Platz und keinen Bedarf für ein *„Hineinregieren"* in die verfassungsrechtlich garantierte Privatautonomie des Minderjährigen sieht.

156 BGH, Urteil vom 10.10.2006, Az.: VI ZR 74/05, VersR 2007, 66 ff.; zustimmend Wagner in: Münchener Kommentar zum Bürgerlichen Gesetzbuch: BGB Band 4: Schuldrecht, Besonderer Teil II, 7. Aufl. 2016, § 630d, Rdnr. 41.

Beschränkungen oder mit Auflagen verbunden werden kann. Wenn Gefahr für das Kindeswohl droht, gehen die Möglichkeiten noch weiter. Dieser Fall kann durchaus Relevanz für den ärztlichen Alltag haben. Uneinigkeit der Sorgeberechtigten kann auch bei der Entscheidung über wichtige ärztliche Maßnahmen vorkommen.

4.1.2 Beeinträchtigung und/oder Gefährdung des Kindeswohls

Auch können gemeinsame Entscheidungen der Sorgeberechtigten das Kindeswohl beeinträchtigen oder gefährden. In diesem Fall kann die Entscheidung gerichtlich korrigiert werden.[157] Sollte Gefahr im Verzug sein, kommt es auch bei dem Kindeswohl zuwiderlaufenden Entscheidungen der Sorgeberechtigten in Betracht, dass sich der Behandelnde über die Entscheidung hinwegsetzt. Bei einer solchen Situation würde das Verhalten des Arztes nach den allgemeinen strafrechtlichen Rechtfertigungsgründen des Notstands oder der Nothilfe, §§ 32, 34 StGB, geprüft werden.[158]

Es kann auch seitens des Behandelnden eine Kontaktaufnahme mit dem Betreuungsgericht angezeigt sein. Nach § 1666 BGB hat nämlich das Familiengericht die Maßnahmen zu treffen, die zur Abwendung der Gefahr erforderlich sind, wenn das körperliche, geistige oder seelische Wohl des Kindes oder sein Vermögen gefährdet sind und die Eltern nicht gewillt oder nicht in der Lage sind, die Gefahr abzuwenden. Zu den möglichen Maßnahmen des Gerichts bei Gefährdung des Kindeswohls gehört u.a. die Ersetzung von Erklärungen des Inhabers der elterlichen Sorge, § 1666 Abs. 3 Nr. 5 BGB.

Dieser Fall kann bei Weigerung der Zustimmung zu einer medizinisch zwingend indizierten Bluttransfusion eines einwilligungsunfähigen minderjährigen Kindes gegeben sein. Hier ist das Gericht in der Lage, im Wege gerichtlicher Eilmaßnahmen eine lebensrettende Bluttransfusion gegen den Willen der Eltern anzuordnen.[159]

---

157 Spickhoff in: Spickhoff, Medizinrecht, 2. Aufl. 2014, BGB § 630d, Rdnr. 7.

158 Spickhoff in: Spickhoff, Medizinrecht, 2. Aufl. 2014, BGB § 630d, Rdnr. 7.

159 OLG Celle, Beschluss vom 21.02.1994, Az.: 17 W 8/94, MDR 1994, 487–488. Hintergrund war hier die aufgrund der Zugehörigkeit zur Glaubensgemeinschaft der Zeugen Jehovas verweigerte Ablehnung der von den Ärzten als zwingend indizierten Maßnahme einer Bluttransfusion. So auch für den Fall eines volljähriges, geistig behindertes Kind eines Angehörigen der Glaubensgemeinschaft der Zeugen Jehovas, wenn der Elternteil, der seine Zustimmung verweigert, der Betreuer des Betroffenen ist, AG Nettetal, Beschluss vom 19.10.1995, Az.: 9 X 119/95, FamRZ 1996, 1104 f. Allein die Tatsache, dass aufgrund dieser Überzeugung Bluttransfusionen abgelehnt werden, rechtfertigt aber für sich genommen nicht, dass die gesamte Personensorge nur durch einen Vormund oder Pfleger wahrgenommen werden könnte. Es liegt keine so gegenwärtige Gefahr für das Leben des Kindes vor, OLG Stuttgart, Beschluss vom 19.04.1994, Az.: 15 UF 53/94, FamRZ 1995, 1290 f.; OLG München, Beschluss vom 14.12.1999, Az.: 12 UF 1359/99; LG Schweinfurt, Beschluss vom 15.02.2000, Az.: 43 T 342/99 – juris.

Rechtsprechung

OLG Celle, Beschluss vom 21.02.1994, Az.: 17 W 8/94

Hintergrund der Entscheidung war der Fall eines in der 27. Schwangerschaftswoche geborenen Kindes, welches sich auf der Intensivstation in einem lebensbedrohlichen Zustand befand. Der Stationsarzt unterrichtete das Betreuungsgericht telefonisch darüber und dass aus medizinischer Sicht sehr wahrscheinlich eine Bluttransfusion notwendig werden würde, diese aber von den Eltern, die der Glaubensgemeinschaft der Zeugen Jehovas angehörten, aus religiösen Gründen abgelehnt würde.

Das Gericht erließ dann nach § 1666 BGB eine einstweilige Anordnung. Den Eltern wurde das Personensorgerecht teilweise entzogen und insoweit dem Stadtjugendamt ... als Pfleger mit entsprechend begrenztem Umfang übertragen.

Die Eltern haben Beschwerde zum Oberlandesgericht eingelegt. Sie meinten, weil ohne vorherige Anhörung entschieden wurde, sei in ihre Elternrechte eingegriffen worden. Sie meinten, eine Bluttransfusion sei medizinisch nicht indiziert gewesen. Es gebe alternative Behandlungsmethoden, die zudem die Risiken einer Blutübertragung vermieden.

Das Oberlandesgericht hat sodann entschieden:

„Das Landgericht hat es zu Recht gebilligt, daß das Vormundschaftsgericht eine eilige vorläufige Anordnung getroffen hat mit dem Ziel, eine aus ärztlicher Sicht für lebensnotwendig gehaltene Behandlung des Kindes mit Blut oder Blutprodukten (Bluttransfusion) zu ermöglichen, in die die Kindeseltern nicht eingewilligt haben. Allerdings bedarf es zum Schutz des Kindes keiner Bestellung eines Pflegers.“

„Nach § 1666 Abs. 1 BGB hat das Vormundschaftsgericht die zur Abwendung einer konkreten Gefahr für das Wohl eines Kindes erforderlichen Maßnahmen zu treffen, wenn die Eltern nicht gewillt oder nicht in der Lage sind, die Gefahr abzuwenden. Es kann keinem ernsthaften Zweifel unterliegen, daß diese Voraussetzungen gegeben sind, wenn ein Kind lebensnotwendig auf die Verabreichung von Blut oder Blutprodukten angewiesen ist, die Eltern aber die Zustimmung zu dieser Behandlung verweigern (...). Die Eltern können sich in diesem Fall auch nicht mit Erfolg auf ihre Grundrechte aus Art. 6 Abs. 1 GG (elterliches Erziehungsrecht) und Art. 4 Abs. 1 GG (Glaubens- und Gewissensfreiheit) berufen, weil diese infolge Kollision mit dem Grundrecht des Kindes auf Leben und körperliche Unversehrtheit (Art. 2 Abs. 2 GG) zurücktreten müssen.“

„Wegen der besonderen Eilbedürftigkeit der zu treffenden Maßnahme durfte das Vormundschaftsgericht eine vorläufige Anordnung auch ohne vorherige Anhörung der Eltern und sogar ohne Gewährung rechtlichen Gehörs treffen, nachdem es die Überzeugung gewonnen hatte, daß die von den behandelnden Ärzten gegebene Sachdarstellung zutreffend war. Aus den gleichen Gründen ist auch rechtlich nicht zu beanstanden, daß das Vormundschaftsgericht die Hinweise der Eltern auf mögliche alternative Behandlungsmethoden nicht zum Anlaß genommen hat, seine vorläufige Anordnung sofort wieder aufzuheben. Das Vormundschaftsgericht mußte insoweit kurzfristig darüber befinden, ob es allein aufgrund der von den Eltern gegen Bluttransfusionen erhobenen Bedenken verantworten konnte, sich über den Rat der behandelnden Ärzte hinwegzusetzen oder auch nur – wie es die Eltern mit ihrem Hilfsantrag anstreben – zunächst auf die Konsultation anderer Ärzte hinzuwirken. Wenn es sich in dieser Situation zunächst nicht veranlaßt gesehen hat, den Anregungen der Eltern zu folgen, so läßt dies keinen Rechtsfehler erkennen."

4.1.3 Vetorechte einwilligungsunfähiger Minderjähriger

Unter gewissen Umständen kann auch bei minderjährigen Einwilligungsunfähigen ein Vetorecht angenommen werden. Es ist aber fraglich, inwieweit dies den Behandelnden bindet, falls die Sorgeberechtigten explizit einwilligen.

Ein Vetorecht dürfte nur in engen Grenzen und mit hohen Hürden möglich sein. Allein die grundsätzliche Möglichkeit der Bildung eines natürlichen Willens wird nicht ausreichen, insbesondere, weil von einem natürlichen Abwehrverhalten gegen Eingriffe auszugehen sein wird. Gefordert wird eine *„Nachvollziehbarkeit, Ernsthaftigkeit, Kontinuität"* in der Abgrenzung zu Spontanreaktionen.[160]

4.2 Einwilligungsunfähige Volljährige

Einwilligungsunfähige Volljährige können, in der Regel wegen ihres körperlichen oder geistigen Zustands, nicht selbst Wesen und Tragweite der Maßnahme einsehen und ihren Willen danach ausrichten. Für sie muss ein Dritter eine gesetzliche oder eine rechtsgeschäftliche Vertretung übernehmen.[161]

---

160 Spickhoff in: Spickhoff, Medizinrecht, 2. Aufl. 2014, BGB § 630d, Rdnr. 7; anders Wagner in: Münchener Kommentar zum Bürgerlichen Gesetzbuch: BGB Band 4: Schuldrecht, Besonderer Teil II, 7. Aufl. 2016, § 630d, Rdnr. 41, der keinen Bedarf für ein Vetorecht einwilligungsunfähiger Minderjähriger sieht.

161 Siehe hierzu Deutsch/Spickhoff, Medizinrecht, Rdnr. 97 ff. m.w.N.

4.2.1 Person des Berechtigten

Vordringlich kommen im Fall des berechtigten Dritten der gesetzliche Betreuer oder der Vorsorgebevollmächtigte in Betracht.

4.2.2 Betreuung

Im Fall der Einwilligungsunfähigkeit Volljähriger ist ein Betreuer die für die Einwilligung berechtigte Person. Der Betreuer wird vom zuständigen Betreuungsgericht auf Antrag oder von Amts wegen bestellt. Eine solche Betreuung kommt nach § 1896 BGB in Betracht, wenn ein Volljähriger aufgrund einer psychischen Krankheit oder einer körperlichen, geistigen oder seelischen Behinderung seine Angelegenheiten ganz oder teilweise nicht besorgen kann. Der Betreuer erhält bestimmte Aufgabenkreise, bei denen eine Betreuung erforderlich ist. Hierzu kann auch die Gesundheitssorge gehören, die für die Einwilligung nach § 630d BGB erforderlich ist.

Insbesondere für die Praxis ist die Unterscheidung zwischen Betreuung mit oder ohne Einwilligungsvorbehalt von Bedeutung. Eine Betreuung kommt auch bei Einwilligungsfähigen in Betracht. Sie vertreten den Betreuten, nichtsdestotrotz kann der Betreute rechtswirksam sämtliche ihn betreffenden Erklärungen abgeben. Das ist nicht der Fall, wenn es sich um eine Betreuung mit Einwilligungsvorbehalt handelt. Hier ist nur der Betreuer in der (rechtlichen) Lage, wirksame Erklärungen für den Betreuten abzugeben.

Der Betreuer erhält vom zuständigen Amtsgericht einen Betreuerausweis, der neben der Legitimation als Betreuer auch die vom Gericht bestimmten rechtlichen Befugnisse enthält. Für das Krankenhaus und die Arztpraxis sind es die Bereiche der Gesundheit, des Vermögens sowie ggf. des Aufenthaltsbestimmungsrechts, welche entscheidend sind.

Die Legitimation sollte, genau wie die Zustimmung des Betreuers zur vorgeschlagenen Behandlung, dokumentiert werden.

Rechtsprechung

SG Marburg, Urteil vom 28.10.2015, Az.: S 12 KA 33/15

„Bei einer angeordneten Betreuung bedarf der Behandlungsvertrag der Zustimmung des Betreuers. Fehlt es an einem Nachweis hierfür, können die Leistungen sachlich-rechnerisch berichtigt werden. (amtlicher Leitsatz)"

Im vorliegenden Fall litt die Patientin weit fortgeschritten an Alzheimer und war einwilligungsunfähig.

4.2.3 Konfliktsituation mit dem Betreuer

In der Praxis können sich Probleme ergeben, wenn der Betreuer die Einwilligung und Aufklärung verweigert und beispielsweise nicht in der Praxis erscheint. Sofern der Patient selbst einwilligungsfähig ist, ist er selbst in der Lage, die notwendige Einwilligung abzugeben. Er selbst hat in diesem Fall die Entscheidung zu treffen; sein Wille gilt und geht vor.[162]

Falls der Patient nicht einwilligungsfähig ist, ist die Einwilligung des Betreuers erforderlich. Durch die fehlende Mitwirkung kann auch eine entsprechende Aufklärung des Betreuers notwendig werden. Sollten notfallmäßig erforderliche Maßnahmen zu treffen sein, können diese allerdings unter den Voraussetzungen der allgemeinen Regeln vorgenommen werden. Ggf. ist das für die Einsetzung des Betreuers zuständige Amtsgericht zu informieren, welches die Überwachung des Betreuers vornimmt.

Falls es unterschiedliche Aussagen bzw. Erklärungen von Betreuer und Patient gibt, kommt es auf die Einwilligungsfähigkeit des Patienten an. Wenn er selbst einwilligungsfähig ist, darf nur der Patient entscheiden. Allerdings soll auch bei nicht einwilligungsfähigen Volljährigen der geäußerte Wille anerkannt werden. Wenn die vom Einwilligungsfähigen gewünschte Maßnahme zumindest relativ indiziert ist, soll diese auch vorgenommen werden. Es wird hier davon ausgegangen, dass kein Selbstschädigungsmotiv angenommen wird. Bei Ablehnung solcher Maßnahmen durch den Einwilligungsunfähigen und expliziten Wunsch des Betreuers soll auch diesem geäußerten Willen nachgegangen werden, es sei

---

162 Wagner in: Münchener Kommentar zum Bürgerlichen Gesetzbuch: BGB Band 4: Schuldrecht, Besonderer Teil II, 7. Aufl. 2016, § 630d, Rdnr. 32.

denn, es drohen erhebliche gesundheitliche Risiken oder der Tod des Patienten.[163]

4.2.4 Vorsorgebevollmächtigte

Wenn eine Person zum Zeitpunkt, zu dem Einwilligungsfähigkeit (noch) gegeben war, festlegt, dass eine bestimmte Person sie generell umfassend oder im Fall der auftretenden Einwilligungsunfähigkeit vertreten soll, kommt eine Betreuung nicht in Betracht. Der Vorsorgebevollmächtigte ist bereits aufgrund der Vorsorgevollmacht in der Lage, die von der Vollmacht umfassten Erklärungen für den Vollmachtgeber abzugeben. Er tritt an die Stelle eines im gegebenen Fall zu bestellenden Betreuers.[164]

Die Vorsorgevollmacht kann als Generalvollmacht ausgestaltet oder in verschiedene Bereiche aufgeteilt sein. In der Regel werden Vorsorgevollmachten zur Personensorge und zur Vermögenssorge erteilt. Für den Bereich der Einwilligung in eine medizinische Maßnahme ist die Vollmacht betreffend die Personensorge einschlägig.

Sofern Vorsorgebevollmächtigte auftreten, sollte die Vollmacht, genau wie die Legitimation des Betreuers, dokumentiert werden, wenn eine solche bestellt ist.

4.2.5 Vorliegen einer Patientenverfügung

Nach § 630d Abs. 1 Satz 2 BGB ist die Einwilligung des hierzu Berechtigten nur dann einzuholen, wenn der Patient die Maßnahmen nicht bereits durch eine Patientenverfügung nach § 1901 Abs. 1 Satz 1 BGB gestattet bzw. untersagt hat. Solche Patientenverfügungen sind vorweggenommene Einwilligungen bzw. Ablehnung hinsichtlich der Durchführung bestimmter medizinischer Maßnahmen.[165]

§ 1901 Abs. 1 Satz 1 BGB enthält eine Legaldefinition des Begriffs der Patientenverfügung.

„Hat ein einwilligungsfähiger Volljähriger für den Fall seiner Einwilligungsunfähigkeit schriftlich festgelegt, ob er in bestimmte, zum Zeitpunkt der Festlegung noch nicht unmittelbar bevorstehende Untersuchungen seines Gesundheitszustands,

---

163 Spickhoff in: Spickhoff, Medizinrecht, 2. Aufl. 2014, BGB § 630d, Rdnr. 6.

164 Wagner in: Münchener Kommentar zum Bürgerlichen Gesetzbuch: BGB Band 4: Schuldrecht, Besonderer Teil II, 7. Aufl. 2016, § 630d, Rdnr. 29.

165 BGH, Beschluss vom 17.03.2003, Az.: XII ZB 2/03, BGHZ, 205 ff.

Heilbehandlungen oder ärztliche Eingriffe einwilligt oder sie untersagt (Patienten-verfügung)..."

Der Behandelnde hat also hier zunächst zu prüfen, ob eine solche Patientenver-fügung vorliegt, die den gesetzlichen Anforderungen entspricht. Nur dann könnte überhaupt eine unmittelbare Wirkung der Erklärung eintreten. Minderjährige dür-fen keine Patientenverfügung erlassen.

Insbesondere muss der Patient mit der Patientenverfügung in *„bestimmte"* medizinische Maßnahmen eingewilligt haben. Das bedeutet, dass es sich um konkrete Angaben handeln muss, die mit dem Vorschlag des Behandelnden übereinstimmen müssen.

Wenn dies nicht der Fall ist, wird der Betreuer bzw. die bevollmächtigte Person die Erklärung abgeben. Auch ist eine Patientenverfügung, mit der eine konkrete Einwilligung in eine medizinische Maßnahme erklärt wird, nur dann wirksam, wenn zuvor eine Aufklärung stattgefunden hat oder der Patient, also hier der Ersteller der Patientenverfügung, auf die Aufklärung verzichtet hat. Wenn dies nicht der Fall ist, kann die Patientenverfügung (nur) noch als Indiz für den mut-maßlichen Willen herangezogen werden, der dann für die Entscheidung des Vor-sorgebevollmächtigten bzw. des Betreuers entscheidend ist.[166]

Gegebenenfalls ist die Beantragung einer Betreuung durch den Behandelnden angezeigt, wenn das Unterlassen lebenserhaltender Maßnahmen in Rede steht. Der Betreuer prüft den Patientenwillen, insbesondere auf der Grundlage der Patientenverfügung. Zunächst sind jedoch lebenserhaltende Maßnahmen einzu-leiten.[167]

Die Patientenverfügung ist inhaltlich von der Vorsorgevollmacht zu unterschei-den. Während die Patientenverfügung eine vorweggenommene Einwilligung oder Ablehnung bestimmter medizinischer Maßnahmen ist, ist die Vorsorgevoll-macht eine rechtsgeschäftliche Bevollmächtigung einer oder mehrerer bestimm-ter Personen, für den Vollmachtgeber Erklärungen abzugeben.

---

166   BT-Drs. 17/10488, S. 23, mit Referenz BT-Drs. 16/8442, S. 14.

167   Boemke, Unterlassen lebenserhaltender Maßnahmen bei einwilligungsunfähigen Patienten,
         NJW 2013, 1412, 1413.

5 Anforderungen an die Einwilligung aus anderen Vorschriften

Sofern gesetzliche Vorschriften an die Einwilligung in anderen Vorschriften außerhalb des § 630d BGB andere Anforderungen stellen, sollen diese unberührt bleiben. Besondere Anforderungen sind beispielsweise in §§ 1904, 1905, 1906 BGB oder § 8 Gendiagnostikgesetz (GenDG) enthalten.[168]

§ 1904 BGB enthält besondere Anforderungen an die Einwilligung, die Nichteinwilligung oder den Widerruf des Betreuers in eine Untersuchung des Gesundheitszustands, eine Heilbehandlung oder einen ärztlichen Eingriff, wenn die begründete Gefahr besteht, dass der Betreute auf Grund der Maßnahme stirbt oder einen schweren und länger dauernden gesundheitlichen Schaden erleidet. Hier ist in diesem Fall grundsätzlich die Genehmigung des Betreuungsgerichts erforderlich. Ohne die Genehmigung darf die Maßnahme nur durchgeführt werden, wenn mit dem Aufschub Gefahr verbunden ist.

§ 1905 sieht besondere Anforderungen an die Einwilligung durch den Betreuer vor, wenn es sich um eine Sterilisation des Betreuten handelt.

In § 1906 sind Anforderungen an die Einwilligung des Betreuers bzw. der Beteiligung des Betreuungsgerichts bei ärztlichen Maßnahmen im Zusammenhang mit einer Unterbringung, die dem natürlichen Willen des Betreuten widersprechen (ärztliche Zwangsmaßnahmen), geregelt.

Nach § 8 GenDG darf eine genetische Untersuchung oder Analyse nur vorgenommen und eine dafür erforderliche genetische Probe nur gewonnen werden, wenn die betroffene Person in die Untersuchung und die Gewinnung der dafür erforderlichen genetischen Probe ausdrücklich und schriftlich gegenüber der verantwortlichen ärztlichen Person eingewilligt hat. Die Regelung enthält noch weitere Anforderungen an die Einwilligung.

6 Weitere Regelungsinhalte

§ 630d BGB regelt ferner, dass bei unaufschiebbaren Maßnahmen eine Behandlung des Patienten bei Vorliegen des mutmaßlichen Willens möglich ist. Auch wird klargestellt, dass der Patient im Vorfeld ordnungsgemäß aufgeklärt wurde und dass die Einwilligung jederzeit frei widerrufbar ist.

---

168 BT-Drs. 17/10488, S. 24.

6.1 Entbehrlichkeit bei unaufschiebbaren Maßnahmen

Kann eine Einwilligung für eine unaufschiebbare Maßnahme nicht rechtzeitig eingeholt werden, darf sie ohne Einwilligung durchgeführt werden, wenn sie dem mutmaßlichen Willen des Patienten entspricht.

Maßnahmen sind in diesem Sinne unaufschiebbar, wenn beispielsweise dringende Notfälle mit Gefahr für Leben oder Gesundheit des Patienten vorliegen. Zudem muss der mutmaßliche Wille des Patienten gegeben sein. Ihn zu ermitteln, ist nur unter Berücksichtigung der persönlichen Umstände des Patienten möglich.[169] Anhaltspunkte sind individuelle Interessen, Wünsche, Bedürfnisse und Wertvorstellungen.[170] In zweiter Linie sind es auch objektive Umstände, die von Bedeutung sind, also die Gründe, die ein verständiger, durchschnittlicher Patient im Normalfall erwägen würde. Sie treten bei Vorliegen der erstgenannten subjektiven Gründe in den Hintergrund, sind aber entscheidend bei der Ermittlung des individuellen hypothetischen Willens.[171]

In der Praxis wird bei Notfällen in der Regel auf objektive Maßstäbe abzustellen sein, weil für die Ermittlung des mutmaßlichen Willens auf der Grundlage subjektiver Aspekte keine Zeit verbleiben wird. In der Notaufnahme eines Krankenhauses ist der Notfallpatient in der Regel nicht bekannt. Die fachgerechte Behandlung wird wohl grundsätzlich hier dem mutmaßlichen Willen des Patienten entsprechen, wenn nicht explizite Anhaltspunkte dagegen sprechen. Zutreffend wird daher auch von einer *„objektiven Interessenabwägung unter subjektivem Korrekturvorbehalt"*[172] gesprochen.

6.2 Aufklärung vor Einwilligung

Die Wirksamkeit der Einwilligung setzt voraus, dass der Patient oder im Fall des Absatzes 1 Satz 2 der zur Einwilligung Berechtigte vor der Einwilligung nach Maßgabe von § 630e Abs. 1 bis 4 aufgeklärt worden ist. Wenn die Aufklärung fehlerhaft ist, ist auch die auf dieser Grundlage erteilte Einwilligung unwirksam.[173] Das ist selbstverständlich und in der Natur der Sache gelegen, weil nur eine Einwilligung erfolgen kann, wenn die Grundlage der Erwägungsgründe dafür

---

169 BT-Drs. 17/10488, S. 24.

170 BGH NJW 1977, 227, 338.

171 BT-Drs. 17/10488, S. 24.

172 Spickhoff in: Spickhoff, Medizinrecht, 2. Aufl. 2014, BGB § 630d, Rdnr. 12.

173 OLG Hamm, Urteil vom 19.04.2016, Az.: 26 U 199/15.

oder dagegen bekannt sind. Wesentlich ist aber, dass über sämtliche aufklärungspflichtige Punkte tatsächlich aufgeklärt wurde.[174] Die Aufführung ist rein deklaratorisch, da die Aufklärung ohnehin erfolgen muss.[175]

§ 630e Abs. 5 BGB ist nicht aufgeführt. Hier wird die Pflicht zur Information und Beteiligung von nichteinwilligungsfähigen Personen festgelegt. Sie dient dem Schutz des Persönlichkeitsrechts dieser besonders schützenswerten Patientengruppe.[176] Der Behandelnde muss hiernach *„die wesentlichen Umstände nach Absatz 1 auch dem Patienten entsprechend seinem Verständnis (...) erläutern, soweit dieser aufgrund seines Entwicklungsstandes und seiner Verständnismöglichkeiten in der Lage ist, die Erläuterung aufzunehmen, und soweit dies seinem Wohl nicht zuwiderläuft".* Voraussetzung für die Einwilligung ist dies also nicht. Nichtsdestotrotz ist die Informationspflicht auch Vertragspflicht, weshalb die Verletzung auch grundsätzlich einen Schadensersatzanspruch begründen kann.[177]

Der Fall der hypothetischen Einwilligung bei Fehlern im Zusammenhang mit der Aufklärung ist in § 630h Abs. 2 Satz 2 geregelt. Der Behandelnde kann hier einwenden, dass der Patient bei ordnungsgemäßer Aufklärung ohnehin eingewilligt hätte.[178]

6.3 Widerruf der Einwilligung

Nach § 630d Abs. 3 BGB kann der Berechtigte die Einwilligung jederzeit und ohne Angabe von Gründen formlos widerrufen. Es ist das Pendant zur Einwilligung in die Maßnahme und wahrt insofern das Selbstbestimmungsrecht des Patienten.[179] Bei Widerruf der Einwilligung sind weitere Maßnahmen nicht weiter von der Einwilligung gedeckt und müssen unterbleiben. Die zuvor erklärte Einwilligung verliert damit ihre Gültigkeit. Der Widerruf kann ausdrücklich oder schlüssig erklärt werden und auch kurzfristig vor dem Eingriff erfolgen. Allerdings ist hier auch die Einwilligungsfähigkeit des Patienten entscheidend. Auch

---

174   OLG Frankfurt a.M., Beschluss vom 29.01.2015, Az.: 8 U 25/14.

175   BT-Drs. 17/10488, S. 24.

176   Wever in: Bergmann/Pauge/Steinmeyer, Gesamtes Medizinrecht, 2. Aufl. 2014, BGB § 630d, Rdnr. 9.

177   Näher hierzu Spickhoff in: Spickhoff, Medizinrecht, 2. Aufl. 2014, BGB § 630d, Rdnr. 13.

178   Siehe hierzu im Detail Kap. IX. Beweislast bei Haftung für Behandlungs- und Aufklärungsfehler (§ 630h BGB).

179   BT-Drs. 17/10488, S. 24.

kann die Maßnahme im Verlauf unaufschiebbar werden, sodass es wieder auf den mutmaßlichen Willen ankommt.[180]

---

180   Spickhoff in: Spickhoff, Medizinrecht, 2. Aufl. 2014, BGB § 630d, Rdnr. 14.

VI Aufklärungspflichten (§ 630e BGB)

§ 630e
Aufklärungspflichten

(1) Der Behandelnde ist verpflichtet, den Patienten über sämtliche für die Einwilligung wesentlichen Umstände aufzuklären. Dazu gehören insbesondere Art, Umfang, Durchführung, zu erwartende Folgen und Risiken der Maßnahme sowie ihre Notwendigkeit, Dringlichkeit, Eignung und Erfolgsaussichten im Hinblick auf die Diagnose oder die Therapie. Bei der Aufklärung ist auch auf Alternativen zur Maßnahme hinzuweisen, wenn mehrere medizinisch gleichermaßen indizierte und übliche Methoden zu wesentlich unterschiedlichen Belastungen, Risiken oder Heilungschancen führen können.

(2) Die Aufklärung muss

1. *mündlich durch den Behandelnden oder durch eine Person erfolgen, die über die zur Durchführung der Maßnahme notwendige Ausbildung verfügt; ergänzend kann auch auf Unterlagen Bezug genommen werden, die der Patient in Textform erhält,*

2. *so rechtzeitig erfolgen, dass der Patient seine Entscheidung über die Einwilligung wohlüberlegt treffen kann,*

3. *für den Patienten verständlich sein.*

Dem Patienten sind Abschriften von Unterlagen, die er im Zusammenhang mit der Aufklärung oder Einwilligung unterzeichnet hat, auszuhändigen.

(3) Der Aufklärung des Patienten bedarf es nicht, soweit diese ausnahmsweise aufgrund besonderer Umstände entbehrlich ist, insbesondere wenn die Maßnahme unaufschiebbar ist oder der Patient auf die Aufklärung ausdrücklich verzichtet hat.

(4) Ist nach § 630d Absatz 1 Satz 2 die Einwilligung eines hierzu Berechtigten einzuholen, ist dieser nach Maßgabe der Absätze 1 bis 3 aufzuklären.

(5) Im Fall des § 630d Absatz 1 Satz 2 sind die wesentlichen Umstände nach Absatz 1 auch dem Patienten entsprechend seinem Verständnis zu erläutern, soweit dieser aufgrund seines Entwicklungsstandes und seiner Verständnismöglichkeiten in der Lage ist, die Erläuterung aufzunehmen, und soweit dies seinem Wohl nicht zuwiderläuft. Absatz 3 gilt entsprechend.

1   Einleitung

Die Aufklärung über die medizinische Maßnahme ist die maßgebliche und notwendige Grundlage für die Einwilligung des Patienten, die wiederum Voraussetzung für die medizinische Maßnahme ist. Der Patient ist nur in der Lage einzuwilligen, wenn er eine vollständige informative Grundlage hierfür hat. Die Einwilligung kann daher erst nach der Aufklärung erfolgen.[181] Dies greift § 630e Abs. 1 BGB auf und verpflichtet den Behandelnden, den Patienten über sämtliche für die Einwilligung wesentlichen Umstände aufzuklären.

Hierfür enthält § 630e BGB eine (nicht abschließende) Reihe von Beispielen, was die Aufklärung grundsätzlich enthalten muss, wie Art, Umfang, Durchführung, zu erwartende Folgen und Risiken der Maßnahme sowie ihre Notwendigkeit, Dringlichkeit, Eignung und Erfolgsaussichten im Hinblick auf die Diagnose oder die Therapie. Auch über alternative Möglichkeiten ist aufzuklären, wenn diese medizinisch gleichermaßen indiziert sind und übliche Methoden zu wesentlich unterschiedlichen Belastungen, Risiken oder Heilungschancen führen können. Die Details müssen der individuellen Behandlungssituation vorbehalten bleiben.

Der Inhalt des § 630e BGB ist von den Informationspflichten nach § 630c BGB zu unterscheiden, die sich als Sicherungs- bzw. therapeutische Aufklärung darstellen und dem Behandlungsregime als solchem zugeordnet werden.[182] Die Aufklärungspflichten in § 630e BGB haben einen anderen Charakter. Es handelt sich um die sogenannte Selbstbestimmungs- oder Eingriffs- und Risikoaufklärung. Diese war schon vor Einführung des § 630e BGB umfassend in der Rechtsprechung anerkannt. § 630e BGB ist die entsprechende Anerkennung der in dieser Rechtsprechung entwickelten Grundsätze.[183]

Rechtlich ist die Aufklärungspflicht nach § 630e BGB auch als vertragliche Verpflichtung gegenüber dem Patienten gestaltet. Dieser hat damit einen Anspruch auf Aufklärung über die Tragweite, Chancen und Gefahren der medizinischen Maßnahme auf der Grundlage seines Selbstbestimmungsrechts.[184]

Ganz generell ist die Aufklärung so zu gestalten, dass sie für den Patienten verständlich ist und dieser in die Lage versetzt wird, sein Selbstbestimmungsrecht auszuüben. Die konkrete Behandlungssituation sowie der Horizont des Patien-

---

181   Spickhoff in: Spickhoff, Medizinrecht, 2. Aufl. 2014, BGB § 630e, Rdnr. 1.

182   Siehe hierzu Kap. IV. Mitwirkung der Vertragsparteien, Informationspflichten.

183   BT-Drs. 17/10488, S. 24.

184   BGH VersR 1959, 153 ff.

ten sind hierbei zu beachten. Entsprechend sind medizinische Details kein zwin
gender Gegenstand der Aufklärung. Der Patient muss sich aber dennoch einen
zutreffenden Eindruck über Art, Umfang und Schwere des Eingriffs verschaffen
können.

In der Praxis gestaltet sich nicht selten die zeitliche Komponente schwierig und
führt zu damit verbundenen Unsicherheiten. Die korrekte Aufklärung muss in den
Krankenhaus- bzw. Praxisalltag integriert werden. Hierbei stellt sich für die
Behandelnden die Frage, wer die Aufklärung durchführen kann und wie weit im
Voraus die Aufklärung erfolgen muss. So ist es in der Praxis unter Umständen
problematisch, inwieweit die Qualifikation des aufklärenden Arztes sichergestellt
sein muss bzw. wie qualifiziert der aufklärende Arzt im Hinblick auf die aufzuklä-
rende Maßnahme sein muss. Wie bereits ausgeführt, ist im Rahmen der Behandlung ganz grundsätzlich der Facharztstandard einzuhalten.

§ 630e Abs. 2 BGB enthält auch Eckpunkte für die tatsächliche Durchführung
der Aufklärung bezüglich der Person des Aufzuklärenden, die Bezugnahme auf
Unterlagen im Rahmen des Aufklärungsgespräches, zur Rechtzeitigkeit und zur
Verständlichkeit sowie zu den Unterlagen, die der Patient unterschreibt.

Wenn die ärztliche Maßnahme aufgrund besonderer Umstände entbehrlich ist,
die Maßnahme insbesondere unaufschiebbar ist oder auch der Patient auf diese
Aufklärung ausdrücklich verzichtet hat, ist die Aufklärung entbehrlich, § 630e
Abs. 3 BGB.

Sollte ein Patient nicht in der Lage sein, die Einwilligung selbst abzugeben, weil
er beispielsweise einwilligungsunfähig ist, ist die Person aufzuklären, welche die
Einwilligung abzugeben hat, § 630e Abs. 4 BGB. § 630e Abs. 5 BGB enthält eine
generelle Regelung, dass auch Personen nach entsprechendem Stand ihrer Entwicklung und ihrer Verständnismöglichkeiten mit in die Erläuterungen über die
Behandlungen einzubeziehen sind.

Fehler im Zusammenhang mit der Aufklärung können einen Anspruch des Patienten auf Schadensersatz begründen. Eine Vielzahl der streitigen Aufklärungs-
rügen im Haftungsprozess werden ihre Grundlage auch darin haben, dass ein
vermuteter Behandlungsfehler entweder nicht vorliegt oder nicht nachweisbar
ist.[185]

---

185   Spickhoff in: Spickhoff, Medizinrecht, 2. Aufl. 2014, BGB § 630e, Rdnr. 1.

2 Inhalt der Aufklärung

Der Inhalt der Aufklärung richtet sich nach dem konkreten geplanten Eingriff. Rechtlich enthält § 630e Abs. 1 BGB eine nicht abschließende und exemplarische Aufzählung notwendiger Eckpunkte der Aufklärung.[186] Wesentliche Elemente der Aufklärung sind im Regelfall daher:

- Art,

- Umfang,

- Durchführung,

- zu erwartende Folgen,

- spezifische Risiken der Maßnahme,

- Notwendigkeit,

- Dringlichkeit,

- Eignung der Maßnahme zur Diagnose oder zur Therapie,

- Erfolgsaussichten der Maßnahme im Hinblick auf die Diagnose oder Therapie,

- Behandlungsalternativen.

Eine Veränderung des Umfangs der schon vor Einführung der Vorschrift bestehenden Aufklärungspflichten ist mit der Regelung nicht verbunden.[187]

2.1 Aufklärung über Behandlungsalternativen

Die Aufklärung über Behandlungsalternativen ist in der Praxis häufig haftungsrechtlich relevant. Der Patient ist auf Alternativen zur vorgeschlagenen Maßnahme hinzuweisen. Das gilt allerdings nur, wenn mehrere medizinisch gleichermaßen indizierte und übliche Methoden zu wesentlichen unterschiedlichen Belastungen, Risiken oder Heilungschancen führen würden. Hintergrund dieser Besonderheit ist die grundsätzliche Therapiefreiheit des Arztes in Abwägung mit

---

186   BT-Drs. 17/10488, S. 24.

187   Spickhoff in: Spickhoff, Medizinrecht, 2. Aufl. 2014, BGB § 630e, Rdnr. 2.

dem stets verbleibenden anerkannten Recht des Patienten, letztlich die Entscheidung selbst zu treffen.[188]

Der Behandelnde soll im Rahmen dieser Therapiefreiheit nach einem pflichtgemäßen Ermessen die Methode zur Behandlung wählen können. Er ist hierbei an den fachlichen Standard gehalten, der ihm ohnehin im Rahmen des Behandlungsvertrages nach § 630a Abs. 2 BGB obliegt. Die Aufklärung über die Behandlungsalternativen soll den Patienten dann in die Lage versetzen, selbst zu entscheiden, welche der in Betracht kommenden Alternativen er wählt.[189]

Konkret hat der Behandelnde also zu prüfen, ob zu seiner vorgeschlagenen Wahl der Behandlung Alternativen existieren. Er muss den Patienten hierüber informieren, wenn als Alternative zu der von ihm vorgeschlagenen Maßnahme eine medizinisch ebenfalls indizierte und übliche Methode vorliegt. Diese müsste über unterschiedliche Belastungen, Risiken oder Heilungschancen verfügen. Bei identischen Belastungen, Risiken oder Heilungschancen wäre also eine Aufklärung über Alternativen nicht zwingend.

2.2   Neulandmethoden

Da die medizinische Entwicklung stets im Fluss ist, befinden sich Behandlungsmethoden stets auf dem Prüfstand und in der weiteren Entwicklung. Wenn sich Verfahren in der Erprobung befinden und noch nicht zum erforderlichen fachärztlichen Standard gehören, muss der Behandelnde hierüber nicht aufklären. Wenn der Patient hiernach fragt, gilt selbstverständlich etwas anderes. Er muss nach der Gesetzesbegründung auch nicht aufklären, wenn diese in der Erprobung befindliche Maßnahme tatsächlich als Alternative in Betracht käme.[190] Wenn der Behandelnde aber positive Kenntnis von den mit der Neulandmethode verbundenen signifikant höheren Heilungschancen hat, kann auch hier die Notwendigkeit der Information gesehen werden.[191] Zum Umfang der Aufklärungspflicht bei Neulandmethoden ist die Entscheidung des BGH betreffend die Nutzung eines computergestützten Fräsverfahrens (Robodoc) wegweisend.[192]

---

188   BT-Drs. 17/10488, S. 24.

189   BGH NJW 2005, 1718 ff.

190   BT-Drs. 17/10488, S. 24.

191   So Spickhoff in: Spickhoff, Medizinrecht, 2. Aufl. 2014, BGB § 630e, Rdnr. 2 für den Einzelfall bei Methoden, die kurz vor dem Abschluss der Erprobung oder Veröffentlichung stehen.

192   BGH, Urteil vom 13.06.2006, Az.: VI ZR 323/04, BGHZ 168, 103–112.

Rechtsprechung

BGH, Urteil vom 13.06.2006, Az.: VI ZR 323/04, BGHZ 168, 103–112

„Im September 1995 implantierte der Beklagte zu 3 der Klägerin mit Hilfe eines computerunterstützten Fräsverfahrens (Robodoc) eine zementfreie Hüftgelenksendoprothese. Die Operation dauerte 5 ½ Stunden. Die Prothese wurde exakt implantiert. Bei der Operation wurde ein Nerv der Klägerin geschädigt. Sie leidet seither unter Beeinträchtigungen der Bein- und Fußfunktion...

Zutreffend hat das Berufungsgericht eine Verpflichtung der Beklagten zur Aufklärung darüber bejaht, dass zwei Behandlungsalternativen zur Verfügung standen, wovon eine seinerzeit ein Neulandverfahren war. Nach der Rechtsprechung des erkennenden Senats ist die Wahl der Behandlungsmethode zwar primär Sache des Arztes (…) Die Wahrung des Selbstbestimmungsrechts des Patienten erfordert aber eine Unterrichtung über eine alternative Behandlungsmöglichkeit, wenn für eine medizinisch sinnvolle und indizierte Therapie mehrere gleichwertige Behandlungsmöglichkeiten zur Verfügung stehen, die zu jeweils unterschiedlichen Belastungen des Patienten führen oder unterschiedliche Risiken und Erfolgschancen bieten (…).

Bei standardgemäßer Behandlung sind allgemeine Überlegungen dazu, dass der Eintritt bislang unbekannter Komplikationen in der Medizin nie ganz auszuschließen ist, für die Entscheidungsfindung des Patienten nicht von Bedeutung. Sie würden ihn im Einzelfall sogar nur unnötig verwirren und beunruhigen (…). Im Falle des computerunterstützten Fräsverfahren Robodoc bei Implantation einer Hüftgelenksendoprothese handelte es sich jedoch 1995 um eine neue Operationsmethode. Die Methode wurde 1992 erstmals in den USA klinisch erprobt. Bei dem Beklagten zu 1 war Robodoc erst seit 1994 im Einsatz. Das Verfahren ist nach den Feststellungen des Berufungsgerichts bis heute umstritten. Will der Arzt aber keine allseits anerkannte Standardmethode, sondern eine – wie im Streitfall – relativ neue und noch nicht allgemein eingeführte Methode mit neuen, noch nicht abschließend geklärten Risiken anwenden, so hat er den Patienten nach der Rechtsprechung der Instanzgerichte auch darüber aufzuklären und darauf hinzuweisen, dass unbekannte Risiken derzeit nicht auszuschließen sind (…) Die Anwendung neuer Verfahren ist für den medizinischen Fortschritt zwar unerlässlich. Am Patienten dürfen sie aber nur dann angewandt werden, wenn diesem zuvor unmissverständlich verdeutlicht wurde, dass die neue Methode die Möglichkeit unbekannter Risiken birgt.

Der Patient muss in die Lage versetzt worden, für sich sorgfältig abzuwägen, ob er sich nach der herkömmlichen Methode mit bekannten Risiken operieren lassen möchte oder nach der neuen Methode unter besonderer Berücksichtigung der in Aussicht gestellten Vorteile und der noch nicht in jeder Hinsicht bekannten Gefahren. Hiernach hätte es zumindest eines ausdrücklichen Hinweises auf die Möglichkeit noch nicht bekannter Risiken bedurft, der der Klägerin nach den getroffenen Feststellungen des Berufungsgerichts nicht erteilt worden ist. (...)

Im Allgemeinen besteht eine Aufklärungspflicht nur dann, wenn ernsthafte Stimmen in der medizinischen Wissenschaft auf bestimmte mit einer Behandlung verbundene Gefahren hinweisen, die nicht lediglich als unbeachtliche Außenseitermeinungen abgetan werden können, sondern als gewichtige Warnungen angesehen werden. (...) Bei einer Neulandmethode können zum Schutz des Patienten je nach Lage des Falles strengere Anforderungen gelten. Auch hier ist allerdings nicht über bloße Vermutungen aufzuklären. Etwas anderes kann aber gelten, wenn diese sich so weit verdichtet haben, dass sie zum Schutz des Patienten in dessen Entscheidungsfindung einbezogen werden sollten.

(...). Nach der Rechtsprechung des erkennenden Senats kommt es grundsätzlich nicht darauf an, ob auch über andere – hier möglicherweise noch unbekannte – Risiken, die sich nicht verwirklicht haben, hätte aufgeklärt werden müssen, wenn sich (nur) ein Risiko verwirklicht, über das aufgeklärt werden musste und über das auch tatsächlich aufgeklärt worden ist. Denn die Klägerin hat in Kenntnis des später verwirklichten Risikos ihre Einwilligung gegeben. Hat der Patient bei seiner Einwilligung das später eingetretene Risiko in Kauf genommen, so kann er bei wertender Betrachtungsweise nach dem Schutzzweck der Aufklärungspflicht aus der Verwirklichung dieses Risikos keine Haftung herleiten."

3 Adressat der Aufklärung

Adressat der Aufklärung ist derjenige, der die Einwilligung abzugeben hat. Dies ist zunächst der Patient. Ist nach § 630d Abs. 1 Satz 2 die Einwilligung eines hierzu Berechtigten einzuholen, ist dieser nach Maßgabe der Absätze 1 bis 3 aufzuklären.

Sollte der Patient also die Einwilligung nicht selbst abgeben können, ist diejenige Person aufzuklären, die für ihn die Einwilligung abgibt. Dies können unter Umständen der Betreuer oder bei minderjährigen Patienten die Sorgeberechtigten sein.[193] Der Behandelnde prüft also zunächst, wer die Einwilligung erteilt, und klärt dann diese Person auf.

In der Praxis suchen im Rahmen der Behandlung von Minderjährigen häufig nicht beide Sorgeberechtigte das Krankenhaus auf. Da in der Regel aber die Sorgeberechtigten die Sorge gemeinsam ausüben, sind auch beide Sorgeberechtigte aufzuklären. Entsprechend müssen beide Sorgeberechtigte einwilligen. Abhängig vom Risiko und der Tragweite des Eingriffs kann aber häufig die Aufklärung nur eines Sorgeberechtigten genügen, wenn dieser den weiteren Sorgeberechtigten informiert. Die kann aber nicht bei risikoreichen und mit erheblichen Risiken verbundenen Maßnahmen gelten.[194]

Die oben genannten Patienten sind jedoch nach § 630e Abs. 5 BGB mit in den Aufklärungsprozess einzubeziehen. Die wesentlichen Umstände, die für die Risikoaufklärung entscheidend sind, sind auch dem Patienten entsprechend seinem Verständnis zu erläutern. Die Grenze liegt hier beim Entwicklungsstand und den Verständnismöglichkeiten. Der Patient muss insoweit in der Lage sein, die Erläuterung aufzunehmen. Auch darf dies seinem Wohl nicht zuwiderlaufen. Absatz 3 gilt entsprechend, die Information kann also bei Entbehrlichkeit entfallen.

4 Person des Aufklärenden

§ 630e Abs. 2 Nr. 1 BGB bestimmt, dass die Aufklärung durch den Behandelnden oder durch eine Person zu erfolgen hat, die über die zur Durchführung der Maßnahme notwendige Ausbildung verfügt. Strikte formale Anhaltspunkte sind also nicht gegeben. Jedenfalls muss bei Maßnahmen durch einen Arzt auch ein Arzt die Aufklärung durchführen.[195]

Soweit der Behandelnde selbst die Maßnahme durchführt und die Aufklärung vornimmt, stellen sich keine rechtlichen Schwierigkeiten. Problematisch könnte im Krankenhausalltag die Aufklärung durch Dritte sein, die üblicherweise nicht

---

193 Siehe hierzu im Detail Kap. V. Einwilligung.

194 Spickhoff in: Spickhoff, Medizinrecht, 2. Aufl. 2014, BGB § 630e, Rdnr. 13 mit Verweis auf BGH NJW 2010, 2430; BGH NJW 2007 217; BGH NJW 1988, 2946.

195 Spickhoff in: Spickhoff, Medizinrecht, 2. Aufl. 2014, BGB § 630e, Rdnr. 4.

die Maßnahme, wie beispielsweise eine Operation, durchführen. Beide Varianten sind gesetzlich vorgesehen und möglich.

Die Person, die den Eingriff respektive die Maßnahme selbst nicht durchführt, soll über die zur sachgerechten Aufklärung notwendige Befähigung verfügen. Anknüpfungspunkt hierfür ist die Befähigung zur Durchführung der Maßnahme. Hierfür soll die notwendige Ausbildung vorliegen. So hat beispielsweise der Operateur über die Risiken der Operation aufzuklären und der Anästhesist über die Risiken der Narkose.[196]

Problematisch erscheint, ob die Aufklärung auch bereits durch Ärzte in der Weiterbildung in einem entsprechenden Weiterbildungsstadium möglich ist. Diese könnten grundsätzlich zur Durchführung der Maßnahme in der Lage sein, können aber formell den Facharztstandard noch nicht einhalten, weil sie beispielsweise die Facharztprüfung noch nicht durchführt haben. Hier wird stets auf den Einzelfall abzustellen sein, ob der Arzt jeweils entsprechend qualifiziert ist. Es ist zweifelhaft, sich hier allein an Formalien festzuhalten, wenn die tatsächliche Befähigung nach Auswahl durch einen entsprechenden Facharzt gegeben ist.[197]

Bei Delegation der Aufklärung an nachgeordnetes ärztliches Personal ist organisatorisch nachvollziehbar sicherzustellen, dass die ordnungsgemäße Aufklärung sichergestellt ist.[198]

5 Zeitpunkt der Aufklärung

Nach § 630e Abs. 2 Nr. 2 BGB muss die Aufklärung so rechtzeitig erfolgen, dass der Patient seine Entscheidung über die Einwilligung wohlüberlegt treffen kann.

Auch hier wird es vom jeweiligen Fall abhängen, wie komplex die Aufklärung ist und wie viel Zeit der Patient, auch im Hinblick auf die möglichen Risiken oder die Tragweite des Eingriffs, für die Überlegung benötigt. Eine pauschale Festlegung bestimmter Fristen ist nicht möglich und wird vom Gesetz auch nicht konstatiert.[199]

---

196 BT-Drs. 17/10488, S. 24.

197 Spickhoff in: Spickhoff, Medizinrecht, 2. Aufl. 2014, BGB § 630e, Rdnr. 4, meint, auch der Arzt könne wohl die Aufklärung durchführen, der das Niveau eines Facharztes erreicht hat.

198 Spickhoff in: Spickhoff, Medizinrecht, 2. Aufl. 2014, BGB § 630e, Rdnr. 4.

199 BT-Drs. 17/10488, S. 25.

Die Gesetzesbegründung führt aus, dass bei operativen Eingriffen die Aufklärung am Vortag des Eingriffs ausreichen solle. Bei eiligen Eingriffen könne die Bedenkfrist im Einzelfall auch verkürzt sein, damit der Eingriff noch am gleichen Tag zugelassen werden kann. Eine halbe Stunde zwischen Aufklärung und Einleitung der Narkose soll hiernach jedoch nicht ausreichen.[200]

Eine Aufklärung kann auch am selben Tage bei sehr einfach gelagerten Eingriffen, die nicht eilbedürftig sind, möglich sein, wie beispielsweise bei ambulanten Routineeingriffen.[201] Eine gewisse Frist zur Überlegung sollte aber in jedem Fall gegeben sein, um schon den Anforderungen des Gesetzes nachzukommen und den Patienten tatsächlich in die Lage zu versetzen, entsprechende Überlegungen anzustellen.

6 Form der Aufklärung

Die Form der Aufklärung ist an verschiedener Stelle in § 630e BGB geregelt. Sie muss mündlich erfolgen. Es darf aber auf Unterlagen Bezug genommen werden, die der Patient in Textform erhält. Die Aufklärung muss für den Patienten verständlich sein. Sofern der Patient im Zusammenhang mit der Aufklärung oder Einwilligung Unterlagen unterzeichnet, sind ihm entsprechende Abschriften auszuhändigen.

Die Mündlichkeit der Aufklärung schließt es nicht aus, dass die Aufklärung telefonisch erfolgt. Die Fälle sollten hier jedoch einfach gelagert sein und in dem Fall, dass der Patient ein persönliches Gespräch wünscht, ist dem nachzukommen.[202]

Die Aufklärung sollte ferner möglichst schonend erfolgen. Gegebenenfalls ist der Patient behutsam darauf vorzubereiten.[203] Eine schonungslose Aufklärung soll dagegen auf jeden Fall für kosmetische Operationen, die nicht zwingend medizinisch indiziert sind, angenommen werden.[204]

---

200 BT-Drs. 17/10488, S. 25.

201 Wagner in: Münchener Kommentar zum Bürgerlichen Gesetzbuch: BGB Band 4: Schuldrecht, Besonderer Teil II, 7. Aufl. 2016, § 630e, Rdnr. 36.

202 Spickhoff in: Spickhoff, Medizinrecht, 2. Aufl. 2014, BGB § 630e, Rdnr. 3a mit Verweis auf BGH NJW 2010, 2430.

203 BT-Drs. 17/0488, S. 25.

204 BT-Drs. 17/0488, S. 25.

6.1 Verständlichkeit

Im Hinblick auf die Verständlichkeit für den Patienten ist der Empfängerhorizont des Patienten maßgeblich.[205] Entsprechende medizinische Fachausdrücke oder für Patienten nicht verständliches Vokabular sollten hierbei vermieden werden.[206] Auch der körperliche, geistige oder seelische Zustand des Patienten ist zu berücksichtigen. Gegebenenfalls muss die Aufklärung *„in leichter Sprache erfolgen und gegebenenfalls wiederholt werden".*[207]

6.2 Fremdsprachige Patienten

Falls ein Patient der deutschen Sprache nicht mächtig ist, ist gegebenenfalls eine sprachkundige Person oder ein Dolmetscher hinzuzuziehen. Die Kosten hierfür hat der Patient zu tragen, auch wenn dieser gesetzlich krankenversichert ist.[208]

Eine aufschiebbare Maßnahme, bei der eine Aufklärung aufgrund sprachlicher Schwierigkeiten nicht möglich ist, müsste dann gegebenenfalls unterlassen und abgewartet werden, bis eine adäquate Aufklärung erfolgen kann. Ohne entsprechende Aufklärung ist der Eingriff rechtswidrig.[209] Es bietet sich zur Dokumentation dieser Geschehnisse auch an, die Eckpunkte der Aufklärung mit in die Patientenakte aufzunehmen.

6.3 Hörbehinderte Menschen

Bei hörbehinderten Patienten kann unter Umständen auch die Einschaltung eines Gebärdendolmetschers erforderlich sein. Neueste Entwicklungen in der medizinischen Software haben innovative Produkte zu Tage gefördert. Beispielhaft sei auf eine Software-Applikation hingewiesen, die hier durch Übersetzung von Text in Gebärdensprache Hilfestellung bietet. Dies gilt jedenfalls für Pflegemaßnahmen.[210]

---

205 BT-Drs. 17/0488, S. 25.

206 Spickhoff in: Spickhoff, Medizinrecht, 2. Aufl. 2014, BGB § 630e, Rdnr. 6.

207 BT-Drs. 17/0488, S. 25.

208 Spickhoff in: Spickhoff, Medizinrecht, 2. Aufl. 2014, BGB § 630e, Rdnr. 8 m.w.N.

209 Kritisch zu dieser rechtlichen Folge mit Blick auf das Selbstbestimmungsrecht und die fehlenden Erstattungsmöglichkeiten in der GKV: Spickhoff in: Spickhoff, Medizinrecht, 2. Aufl. 2014, BGB § 630e, Rdnr. 8.

210 App: Dolmetscher für Gebärdensprache Dt.ÄBl. 2012, A-2530; Albrecht/von Jan/Pramann, Talk per Touch. Dolmetscher Apps im Patientengespräch, Dt.ÄBl. PRAXIS, 2013, 110.

7 Verzicht auf die Aufklärung

Der Patient ist in der Lage, auf die Aufklärung ausdrücklich zu verzichten. Dies wird unter der Überschrift der Ausnahme der Aufklärung im Gesetz ausgeführt.

Die Aufklärung ist bei Vorliegen besonderer Umstände entbehrlich. Zu nennen sind hier Maßnahmen, die ohne weiteren Aufschub zwingend erforderlich sind, weil sie sonst entsprechend erhebliche Gefahren für den Patienten beinhalten. Die Aufzählung ist jedoch auch hier nicht abschließend. So können dem auch erhebliche therapeutische Gründe entgegenstehen.[211] Die Anforderungen hieran sind allerdings besonders streng.

Von der Aufklärung ist auch dann abzusehen, wenn die Aufklärung das Leben oder die Gesundheit des Patienten ernstlich gefährdet.[212] Eine weitere Einschränkung kann dann vorliegen, wenn der Patient über eigene entsprechende Sachkenntnisse verfügt und dies insofern eine gesonderte Aufklärung entbehrlich macht. Unter haftungspräventiven Gründen sollte hiervon allerdings nur in besonderen Fällen Gebrauch gemacht werden.

Der Verzicht des Patienten auf die Aufklärung ist Ausdruck des Rechts auf Nichtwissen.[213] Die Maßstäbe an die Erklärung sind streng, die Äußerung muss „deutlich, klar und unmissverständlich" sein.[214] Bei einem Verzicht des Patienten auf die Aufklärung sollte organisatorisch sichergestellt werden, dass dieser Umstand sorgfältig dokumentiert wird und der Patient zur Beweissicherung den Verzicht schriftlich erklärt.

---

211 BT-Drs. 17/0488, S. 25.

212 BGHZ 90, 103, 109 f.

213 Spickhoff in: Spickhoff, Medizinrecht, 2. Aufl. 2014, BGB § 630e, Rdnr. 11.

214 Spickhoff in: Spickhoff, Medizinrecht, 2. Aufl. 2014, BGB § 630e, Rdnr. 11.

VII Dokumentation der Behandlung (§ 630f BGB)

§ 630f
Dokumentation der Behandlung

(1) Der Behandelnde ist verpflichtet, zum Zweck der Dokumentation in unmittelbarem zeitlichen Zusammenhang mit der Behandlung eine Patientenakte in Papierform oder elektronisch zu führen. Berichtigungen und Änderungen von Eintragungen in der Patientenakte sind nur zulässig, wenn neben dem ursprünglichen Inhalt erkennbar bleibt, wann sie vorgenommen worden sind. Dies ist auch für elektronisch geführte Patientenakten sicherzustellen.

(2) Der Behandelnde ist verpflichtet, in der Patientenakte sämtliche aus fachlicher Sicht für die derzeitige und künftige Behandlung wesentlichen Maßnahmen und deren Ergebnisse aufzuzeichnen, insbesondere die Anamnese, Diagnosen, Untersuchungen, Untersuchungsergebnisse, Befunde, Therapien und ihre Wirkungen, Eingriffe und ihre Wirkungen, Einwilligungen und Aufklärungen. Arztbriefe sind in die Patientenakte aufzunehmen.

(3) Der Behandelnde hat die Patientenakte für die Dauer von zehn Jahren nach Abschluss der Behandlung aufzubewahren, soweit nicht nach anderen Vorschriften andere Aufbewahrungsfristen bestehen.

1 Einleitung

Kaum ein Bereich der Verknüpfung von medizinischen und juristischen Anforderungen wird in der Praxis kritischer betrachtet als die Dokumentation der Behandlung. Obwohl der Kern der Dokumentation ein medizinischer ist, ist eine ordnungsgemäße Dokumentation auch in fast allen die ärztliche Behandlung tangierenden Rechtsbereichen von Bedeutung.

In der ärztlichen Praxis wird häufig kritisiert, dass die Dokumentationspflichten im Verhältnis zur Pflicht der ordnungsgemäßen Behandlung mehr und mehr in den Vordergrund rücken, um nicht in juristische Stolperfallen zu geraten. Der Aspekt ist nicht unbegründet. In der Auseinandersetzung im Haftungsfall oder bei Problemen im Zusammenhang mit der Abrechnung von Leistungen kommt es häufig auf die Qualität der Dokumentation der Behandlung an.

§ 630f BGB enthält umfangreiche Vorschriften zur Dokumentation der Behandlung. Mit der Regelung verfolgte der Gesetzgeber den Zweck, an die bisherige Rechtsprechung zur Dokumentation der Behandlung anzuknüpfen und diese fortzuentwickeln.[215] Vor diesem Hintergrund hat die Rechtsprechung auf der Grundlage der medizinischen und juristischen Notwendigkeit der Dokumentation der Behandlung hohe Anforderungen entwickelt.[216]

Die Behandlerseite ist stets gut beraten, die Dokumentation so sorgfältig und genau wie möglich zu führen, damit im Zweifelsfall anhand der Dokumentation die Behandlung plausibel nachvollzogen werden kann.

2 Zweck der Dokumentation

Im Fokus der Dokumentation einer medizinischen Behandlung steht die Sicherheit des Patienten. Deshalb sind Notwendigkeit sowie Inhalt und Umfang der Dokumentation dem Grunde nach unter medizinischen Gesichtspunkten zu betrachten. Kern ist also nicht primär eine rechtliche Verpflichtung bzw. Prävention oder Vorbereitung einer juristischen Auseinandersetzung.

2.1 Grundlage der Dokumentationspflicht

Der medizinische Kern der Dokumentationspflicht entspricht auch der Rechtsprechung und der Gesetzesbegründung, die ausführt, dass die Dokumentation *„in erster Linie dem Zweck dient"*, durch die Aufzeichnung des Behandlungsgeschehens eine sachgerechte therapeutische Behandlung und Weiterbehandlung zu gewährleisten.[217]

In der Gesetzesbegründung ist ferner ausgeführt, dass im Rahmen der medizinischen Behandlung in der Regel unterschiedliche Untersuchungen vorgenommen werden, deren Ergebnisse und Kenntnisse für die ordnungsgemäße Weiterführung der Behandlung sowohl für den Behandelnden als auch für den Nachbehandelnden im Rahmen der Weiterbehandlung wichtig sind. Der oben konstatierte Sicherheitsaspekt wird durch den Zweck der Vermeidung von möglichen Doppeluntersuchungen oder weiteren Belastungen sichergestellt, die durch eine

---

215   BT-Drs. 17/10488, S. 25.

216   Katzenmeier in: Laufs/Katzenmeier/Lipp, Arztrecht 7. Aufl. 2015, S. 321.

217   BT-Drs. 17/10488, S. 25 unter Verweis auf BGH NJW 1988, 762, 763.

ordnungsgemäße Dokumentation vermieden werden sollen. Hergestellt werden soll die Sicherung des *„In sich stimmigen Therapiekonzepts"*.[218]

Rechtlich findet die Dokumentation ihre Grundlage auch im allgemeinen Persönlichkeitsrecht des Patienten aus Art. 1 Abs. 1 i.V.m. Art. 2 Abs. 1 GG. Der Patient soll insbesondere in Situationen, in denen er nicht in der Lage ist, die Behandlung zu verfolgen, in die Lage versetzt werden, die Behandlung später nachzuvollziehen und gegebenenfalls auch zu kontrollieren und (unter Umständen mit fachlicher Unterstützung) zu erörtern. Vor diesem Hintergrund wird eine Rechenschaftspflicht des Behandelnden durch die Dokumentation angenommen. Der Kenntnisvorsprung des Behandelnden soll durch die Notwendigkeit der sorgfältigen Dokumentation ausgeglichen werden.

2.2 Beweissicherung durch Dokumentation

Wie bereits oben ausgeführt, handelt es sich bei der Dokumentation aus der Perspektive des Behandelnden nichtsdestotrotz um eine „faktische Beweissicherung".[219] Er kann mit Hilfe der Dokumentation den Behandlungsablauf darlegen und die rechtliche Vermutung in Anspruch nehmen, dass die Behandlung so durchgeführt wurde, wie sie dokumentiert ist. Das führt allerdings nicht dazu, dass die Dokumentation eine Beweissicherung für den Patienten darstellen soll. Es ist deshalb in der ständigen Rechtsprechung anerkannt, dass eine medizinisch nicht erforderliche Dokumentation auch rechtlich nicht geboten ist.[220]

Nachweis einer dokumentationspflichtigen Tatsache durch Anhörung oder Zeugen, wenn diese in der Dokumentation fehlt

OLG Koblenz, Beschluss vom 04.07.2016, 5 U 565/16

„Lücken in der Behandlungsdokumentation (hier: fehlende Röntgenaufnahme und/oder Niederschrift einer Fraktur des Zahns im Bereich der Krone zum Beleg der Indikation einer Extraktion) kann die Behandlungsseite schließen, indem sie den dokumentationspflichtigen Umstand anderweitig beweist. Letzteres kann durch die Anhörung des behandelnden Arztes, aber auch die Vernehmung von Zeugen erfolgen."

---

218 Katzenmeier in: Laufs/Katzenmeier/Lipp, Arztrecht 7. Aufl. 2015, S. 320.

219 BT-Drs. 17/10488, S. 26.

220 BGH NJW 1999, 3408; Katzenmeier in: Laufs/Katzenmeier/Lipp, Arztrecht 7. Aufl. 2015, Fn. 113 m.w.N.

3   Inhalt und Umfang der Dokumentation

§ 630f BGB enthält eine Reihe von wesentlichen Maßnahmen, die zu dokumentieren sind. Es handelt sich hier allerdings um eine exemplarische, nicht abschließende Darstellung.[221] Nach § 630f BGB ist der Behandelnde verpflichtet, in der Patientenakte sämtliche aus fachlicher Sicht für die derzeitige und künftige Behandlung wesentliche Maßnahmen und deren Ergebnisse aufzuzeichnen. Das Gesetz sieht in § 630f Abs. 2 BGB insbesondere die Aufzeichnung folgender Tatsachen vor:

- Anamnese

- Diagnose

- Untersuchungen

- Untersuchungsergebnisse

- Befunde, Therapien und ihre Wirkungen

- Eingriffe und ihre Wirkungen, Einwilligungen und Aufklärungen

- Arztbriefe

Die zwingende Dokumentation von Arztbriefen ist neu. Die Gesetzesbegründung führt hierzu aus: *„Schließlich sollen gemäß Abs. 2 S. 2 Arztbriefe als Transferdokumente, die der Kommunikation zwischen zwei Ärzten dienen und Auskunft über den Gesundheitszustand des Patienten geben, in die Patientenakte aufgenommen werden. Gleiches gilt für etwaige elektronische Befundergebnisse, wie elektronische Röntgenaufnahmen oder Videoaufnahmen.“*[222]

In der Literatur[223] werden weitere dokumentationsrelevante Informationen angenommen:

- Funktionsbefunde

- Medikation

- ärztliche Anordnungen zur Pflege

---

221   Katzenmeier in: Laufs/Katzenmeier/Lipp, Arztrecht 7. Aufl. 2015, S. 321.

222   BT-Drs. 17/10488, S. 26.

223   Katzenmeier in: Laufs/Katzenmeier/Lipp, Arztrecht 7. Aufl. 2015, S. 322.

- Wechsel des Operateurs bei einem Eingriff

- Anfängerkontrolle und Intensivmedizin

- Ratschläge zum Zwecke der Inanspruchnahme eines Spezialisten

- Verweigerung und Beschwerden des Patienten

- Sektionsergebnisse

- Apparateeinsatz

- Aufschlüsse zur Lagerung auf dem Operationstisch

- Nachbehandlung

- Hinweise auf Gefahrenlagen und Vorbeugehandlungen

Letztlich verbleibt es bei der medizinischen Entscheidung, welche Maßnahme wesentlich und dokumentationspflichtig ist. In der Literatur wird angenommen, dass im Ergebnis dieses auch einer Bewertung durch einen Sachverständigen zugänglich ist und *„es erscheint die Aufgabe der Medizin, Standards zur Dokumentation auszubilden und fortzuentwickeln."*[224]

Nicht als dokumentationspflichtig gesehen[225] werden:

- Routinehandlungen[226] und medizinische Selbstverständlichkeiten

- reine Vermutungen

- ungesicherte Befunde

- vorbereitende Erkenntnisse

- Fehlen besonderer Vorkommnisse

---

224 Katzenmeier in: Laufs/Katzenmeier/Lipp, Arztrecht 7. Aufl. 2015, S. 321 m.w.N.

225 Katzenmeier in: Laufs/Katzenmeier/Lipp, Arztrecht 7. Aufl. 2015, S. 322 m.w.N.

226 BGH NJW 1985, 2193, eine Ausnahme wird hier allerdings angenommen für die selbständige Operation eines in der Facharztausbildung befindlichen Arztes. Hier soll der Assistenzarzt auch Routinehandlungen genau aufzeichnen.

4 Form und Zeitpunkt der Dokumentation

Das Gesetz sieht in § 630f BGB vor, dass der Behandelnde die Dokumentation in unmittelbarem zeitlichen Zusammenhang mit der Behandlung anzufertigen hat. Er kann dies sowohl in Papierform als auch elektronisch durchführen. Neu ist, dass Berichtigungen und Änderungen von Eintragungen in der Patientenakte jetzt nur noch zulässig sind, wenn neben dem ursprünglichen Inhalt erkennbar bleibt, wann sie vorgenommen worden sind. Das ist auch für elektronisch geführte Patientenakten sicherzustellen.

Die Pflicht, die Dokumentation in unmittelbarem zeitlichen Zusammenhang vorzunehmen, hat für die Beweisführung besonderen Wert.[227] Die gesetzlichen Vorschriften geben dem Behandelnden den Vorteil, dass die Dokumentation der Behandlung eine Indizwirkung hat. Das bedeutet, dass das, was dokumentiert ist, als tatsächlich stattgefunden angenommen wird. Hintergrund dieser Annahme ist die Besonderheit des Arzt-Patienten-Kontakts, welcher in der Regel in einem Vier-Augen-Gespräch bzw. -verhältnis stattfindet.

Das Pendant hierzu ist, dass das, was nicht dokumentiert ist, zunächst als nicht vorgenommen angenommen wird. Sowohl der Behandelndenseite als auch der Patientenseite steht im Prozess aber die Möglichkeit offen, jeweils das Gegenteil zu beweisen.

Es ist dem Arzt unbenommen, später die Dokumentation zu ergänzen. Jedoch muss jetzt erkennbar sein, wann er diese Ergänzungen vorgenommen hat. Die ursprüngliche Form der Dokumentation soll erkennbar bleiben. Diese Pflicht entspricht der Dokumentationspflicht, die auch schon in der Rechtsprechung anerkannt wurde.[228]

Der Zweck der Pflicht zur unmittelbaren Erstellung der Dokumentation soll insbesondere die Vermeidung von Unrichtigkeiten sein.[229] Wenn später, also nach dem Ende des Behandlungsabschnitts, bei dem generell die Behandlung dokumentiert werden sollte[230], Änderungen vorgenommen werden, muss auch die Software sicherstellen, dass eine spätere Veränderung nicht möglich ist oder

---

227 Wagner in: Münchener Kommentar zum Bürgerlichen Gesetzbuch: BGB Band 4: Schuldrecht, Besonderer Teil II, 7. Aufl. 2016, § 630f, Rdnr. 11.

228 Katzenmeier in: Laufs/Katzenmeier/Lipp, Arztrecht 7. Aufl. 2015, S. 322.

229 BT-Drs. 17/10488, S. 26.

230 Katzenmeier in: Laufs/Katzenmeier/Lipp, Arztrecht 7. Aufl. 2015, S. 322.

jedenfalls der Zeitpunkt ersichtlich ist, In der Regel geschieht dies durch Zeitstempel, welche die Software im Rahmen der Dokumentation vergibt.

Das Gesetz hat hier eine Anleihe aus dem Steuer- und Handelsrecht genommen. Die Gesetzesbegründung nimmt als Beispiel die Grundsätze der ordnungsgemäßen Buchführung aus §§ 239 Abs. 3 HGB und 146 Abs. 4 Abgabenordnung (AO). Auch hier muss der ursprüngliche Inhalt bei Änderungen weiter erkennbar bleiben.

Sollte eine spätere Änderung vorgenommen werden, mindert dies den Beweiswert.[231] Es existiert allerdings auch Rechtsprechung, wonach eine EDV-Dokumentation als eine Dokumentation mit vollem Beweiswert angenommen wird, wenn der Arzt plausibel darlegt, dass diese nachträglich nicht verändert wurde.[232]

Der Arzt kann durchaus Stichworte oder zeichnerische Symbole verwenden. Wichtig ist nur, dass die mit- oder nachbehandelnden Ärzte die Dokumentation nachvollziehen können.[233]

5 Aufbewahrungsfristen der Dokumentation

Entsprechend der Pflicht aus dem ärztlichen Berufsrecht nach § 10 Abs. 3 der Musterberufsordnung für Ärzte ist die Dokumentation 10 Jahre lang nach Abschluss der Behandlung aufzubewahren. Andere Aufbewahrungspflichten ergeben sich beispielsweise aus § 28 Abs. 3 Satz 1 Röntgenverordnung bzw. § 42 Abs. 1 Strahlenschutzversordnung. Hier sind bis zu 30 Jahre als Aufbewahrungsfristen angenommen.

Auch kann unter haftungsrechtlichen Aspekten eine längere Aufbewahrung durchaus ratsam sein. Zwar verjähren Haftungsansprüche ab dem Zeitpunkt der Kenntnis von Schädiger, Schaden, Pflichtverletzung und Kausalität binnen 3 Jahren. Unabhängig hiervon existieren hiervon allerdings auch Höchstfristen für die Verjährung solcher Ansprüche, die auf Grundlage der tatbestandlichen Körperverletzung bei Behandlungsfehlern festzustellen sind. Unabhängig von der Kenntnis verjähren diese Ansprüche erst in 30 Jahren bzw. es wird eine Höchstfrist von 30 Jahren angenommen.

---

231   BGH NJW 1998, 2337.

232   OLG Hamm, VersR 2006, 842, OLG Oldenburg, MietR 2001, 163.

233   BGH NJW 1984, 103.

Praktisch bedeutet dies, dass bei Kenntnis einer Schädigung durch ein ärztliches Verhalten die Verjährungsfrist beispielsweise erst 10 Jahre nach der eigentlichen Behandlung dann beginnt. Die fragliche Verletzung des Körpers oder der Gesundheit, die hier erforderlich ist, ist im Rahmen der ärztlichen Behandlung regelmäßig gegeben. Vor diesem Hintergrund dürfte es regelmäßig ratsam sein, die Behandlungsunterlagen deutlich länger als 10 Jahre aufzubewahren. Eine rechtliche Pflicht existiert jedoch nicht.[234]

6 Folgen fehlerhafter Dokumentation

Eine fehlerhafte Dokumentation ist als solche kein Behandlungsfehler und kann deshalb auch selbständig keinen Haftungsanspruch begründen. Wenn aber wegen der fehlerhaften Dokumentation ein Schaden entsteht, führt dies zum Schadensersatz.

---

234   So auch Katzenmeier in: Laufs/Katzenmeier/Lipp, Arztrecht 7. Aufl. 2015, S. 323.

VIII Einsichtnahme in die Patientenakte (§ 630g BGB)

> **§ 630g**
> **Einsichtnahme in die Patientenakte**
>
> *(1) Dem Patienten ist auf Verlangen unverzüglich Einsicht in die vollständige, ihn betreffende Patientenakte zu gewähren, soweit der Einsichtnahme nicht erhebliche therapeutische Gründe oder sonstige erhebliche Rechte Dritter entgegenstehen. Die Ablehnung der Einsichtnahme ist zu begründen. § 811 ist entsprechend anzuwenden.*
>
> *(2) Der Patient kann auch elektronische Abschriften von der Patientenakte verlangen. Er hat dem Behandelnden die entstandenen Kosten zu erstatten.*
>
> *(3) Im Fall des Todes des Patienten stehen die Rechte aus den Absätzen 1 und 2 zur Wahrnehmung der vermögensrechtlichen Interessen seinen Erben zu. Gleiches gilt für die nächsten Angehörigen des Patienten, soweit sie immaterielle Interessen geltend machen. Die Rechte sind ausgeschlossen, soweit der Einsichtnahme der ausdrückliche oder mutmaßliche Wille des Patienten entgegensteht.*

1 Einleitung

Krankenhäuser und niedergelassene Ärzte sehen sich in der Praxis häufig Anforderungen von Gesuchen um Einsicht in die Behandlungsunterlagen ihrer Patienten ausgesetzt. Das Ansinnen kann sehr unterschiedlich motiviert sein, angefangen vom reinen Interesse oder dem Wunsch, eine Kopie aller medizinischen Dokumente zu besitzen, über den Wunsch, eine Abrechnung zu prüfen, bis hin zur Prüfung von möglichen Schadensersatzansprüchen wegen möglicher fehlerhafter Behandlung.

Die Anforderungen werden von unterschiedlicher Stelle an die Behandelnden herangetragen: Patienten, Angehörige, Erben oder deren Rechtanwälte bzw. Bevollmächtigte. Auch Krankenkassen oder Behörden fordern unter Umständen Behandlungsdokumentationen an. Je nach dem, wer Einsicht in die Behandlungsdokumentation nehmen will, sind nach § 630g BGB unterschiedliche Anforderungen gegeben.

Nach § 630g BGB hat der Patient das Recht auf unverzügliche Einsicht in die vollständige ihn betreffende Behandlungsakte im Original.[235] Der Patient soll wissen dürfen, was seine Gesundheit betreffend geschehen ist, welche Daten im Verlauf erhoben worden sind und wie der weitere Verlauf durch die Behandelndenseite eingeschätzt wird.[236] Schon vor Einführung des § 630g BGB wurde dieses Recht in der Rechtsprechung aus dem Recht auf informationelle Selbstbestimmung hergeleitet und war insofern bereits seit langem anerkannt.[237] Daneben wurde dieses Recht des Patienten auch als vertragliche Nebenpflicht aus dem Behandlungsvertrag anerkannt.[238] Eine weitere Rechtsgrundlage der Aufbewahrungsfrist ist die berufsrechtliche Pflicht des Arztes aus § 10 Abs. 3 MBO-Ä.[239]

Kein Gegenstand des § 630g BGB ist die Aufforderung eines ärztlichen Kollegen, Behandlungsunterlagen im Zusammenhang mit einer laufenden Behandlung zu übermitteln. Auch hier gilt die ärztliche Schweigepflicht, genau wie gegenüber anderen Dritten außerhalb des unmittelbaren Arzt-Patienten-Verhältnisses.[240] Um diese Unterlagen herauszugeben, bedarf es des ausdrücklichen Einverständnisses des Patienten. Die Zustimmung kann im Einzelfall auch aus dem mutmaßlichen Willen des Patienten geschlossen werden.

Nachfolgend werden daher die rechtlichen Voraussetzungen für die Einsichtnahme in die Patientenakte von verschiedenen Stellen dargestellt. Des Weiteren

---

235 Lediglich das Einsichtsrecht betrifft die Dokumentation im Original, ein Recht auf Herausgabe beschränkt sich auf (elektronische) Abschriften, siehe hierzu ausführlich Kap. VIII.4.3.

236 BT-Drs. 17/10488, S. 26.

237 BVerfG GesR 2006, 326–333, m.w.N. Der Patient hat hiernach aus dem Recht auf Selbstbestimmung und personale Würde (Art. 1 Abs. 1 GG i.V.m. Art. 2 Abs. 1 GG) einen Anspruch auf Einsicht in die ihn betreffenden Krankenunterlagen gegen Arzt bzw. Krankenhaus. Die Gesetzesbegründung verweist explizit auf diese Entscheidung, welche von der Neuregelung insofern aufgegriffen werden soll, BT-Drs. 17/10488, S. 26.

238 BGH, Urteil vom 23.11.1982, Az.: VI ZR 222/79, BGHZ 85, 327 ff.; OLG Frankfurt, Urteil vom 09.05.2011, Az.: 8 W 20/11, GesR 2011, 672 f.

239 Auch hiernach haben *„Ärztinnen und Ärzte (...) Patientinnen und Patienten auf deren Verlangen in die sie betreffende Dokumentation Einsicht zu gewähren, soweit der Einsichtnahme nicht erhebliche therapeutische Gründe oder erhebliche Rechte der Ärztin, des Arztes oder Dritter entgegenstehen. Auf Verlangen sind der Patientin oder dem Patienten Kopien der Unterlagen gegen Erstattung der Kosten herauszugeben."*

240 Quaas in: Quaas/Zuck, Medizinrecht, 3. Aufl. 2014, § 13 Grundzüge des ärztlichen Berufsrechts, Rdnr. 64.

wird erklärt, wie die praktische Durchführung der Einsichtsgewährung erfolgt und wie sich der Umfang und die Abrechnung gestaltet.[241]

2 Person des Auskunftverlangenden

Gemäß § 630g Abs. 1 Satz 1 BGB ist dem Patienten auf Verlangen unverzüglich Einsicht in die vollständige ihn betreffende Patientenakte zu gewähren. Unter bestimmten Voraussetzungen können dies auch Erben oder Angehörige verlangen. Die Erben des Patienten haben nach § 630g Abs. 3 Satz 1 BGB das Recht, wenn sie vermögensrechtliche Interessen wahrnehmen. Nach § 630g Abs. 3 Satz 2 BGB gilt dies auch für die nächsten Angehörigen des Patienten, soweit sie immaterielle Interessen geltend machen. Häufig treten auch Rechtsanwälte für die genannten Personen auf. Letztlich ist auch möglich, dass Krankenversicherungsträger oder Behörden an den Behandelnden herantreten.

2.1 Patient

Der Patient ist der primär Berechtigte im Hinblick auf die Einsicht in die ihn betreffende Patientenakte. Besonderheiten könnten sich ergeben, wenn der Patient nicht (mehr) geschäftsfähig ist. Aber auch in diesem Fall verbleit es sein persönliches Recht, welches lediglich durch einen Dritten – hier: den Betreuer – wahrgenommen wird. Wenn der Patient Einsicht in die über ihn geführten Behandlungsunterlagen verlangt, ist ihm diese unverzüglich zu gewähren. Der Patient muss keine besonderen Gründe vorbringen oder nachweisen.

2.2 Erben

Soweit der Patient verstorben ist, haben die Erben zur Wahrnehmung der vermögensrechtlichen Interessen das Recht, in die Patientenakte einzusehen. Grundlage ist § 630g Abs. 3 Satz 1 i.V.m. § 1922 Abs. 1 BGB.[242]

Die Stellung als Erbe wird in der Regel durch einen Erbschein nachgewiesen, den die Erben beim jeweils zuständigen Amtsgericht beantragen. Nach § 2365 BGB wird vermutet, dass demjenigen, der auf dem Erbschein als Erbe verzeichnet ist, tatsächlich das dort ebenfalls angegebene Erbrecht zusteht.

---

241 Detailliert und instruktiv zur Rechtslage vor dem Jahr 2013 mit Blick auf die zu diesem Zeitpunkt avisierte Rechtsänderung, auch zu weiteren datenschutzrechtlichen Belangen im Krankenhaus, Hauser/Haag, Datenschutz im Krankenhaus, 4. Aufl. 2012, S. 62.

242 BT-Drs. 17/10488, S. 27.

Sofern also Personen Einsicht in die Patientenakte verlangen und sich auf ihre Erbenstellung berufen, sollte ein entsprechender Nachweis verlangt und in die Patientenakte aufgenommen werden. Die Erbenstellung kann sich aus der gesetzlichen Erbfolge oder aus dem Testament begründen. Im Verfahren zur Erteilung des Erbscheins erfolgt daher eine entsprechende Prüfung.

Ansonsten gilt auch gegenüber Erben wie auch sämtlichen weiteren Dritten die ärztliche Schweigepflicht, die gemäß § 203 StGB besonders geschützt ist. Eine Zuwiderhandlung kann strafrechtlich sanktioniert werden. Dies gilt gleichsam für die Personen, die bei dem zum Schweigen Verpflichteten als berufsmäßig tätige Gehilfen tätig sind, und genauso für die Personen, die bei ihnen zur Vorbereitung auf den Beruf tätig sind.

2.3 Nahe Angehörige

Auch die nächsten Angehörigen des Patienten haben das Recht, in die Patientenakte einzusehen, allerdings nur soweit sie immaterielle Interessen geltend machen. Als nächste Angehörige werden in der Begründung des Gesetzes beispielhaft Ehegatten, Lebenspartner, Kinder, Eltern, Geschwister und Enkel genannt.[243] Die Gesetzesbegründung nimmt hier Bezug auf die bisherige Rechtsprechung des BGH.[244]

Was der Gesetzgeber mit immateriellen Interessen meint, wird nicht explizit ausgeführt. Materielle Interessen sind jedenfalls vermögensrechtliche Interessen, wie beispielsweise die Akteneinsicht, um zu prüfen, ob mögliche Haftpflichtansprüche gegeben sind. Nicht vermögensrechtliche, also immaterielle, Interessen können Informationen über Erbkrankheiten oder sonstige gesundheitliche Dispositionen sein.[245]

2.4 Krankenversicherungsträger und Behörden

Krankenkassen und Behörden haben, genau wie die Polizei respektive die Staatsanwaltschaft, keine vermögensrechtlichen Interessen, die sie verfolgen. Sie benötigen eine explizite Rechtsgrundlage, um Informationen aus der Patien-

---

243   BT-Drs. 17/10488, S. 27.

244   BT-Drs. 17/10488, S. 27 unter Verweis auf BGH NJW 2002, 2317 ff.; Laufs/Katzenmeier/Lipp, Arztrecht, 6. Aufl. 2009, Kap. IX B, Rdnr. 65.

245   Wagner, Münchener Kommentar zum Bürgerlichen Gesetzbuch: BGB Band 4: Schuldrecht, Besonderer Teil II, 7. Aufl. 2016, § 630g, Rdnr. 24.

tenakte zu erhalten. Es ist daher stets im Einzelfall zu prüfen, welche Institutionen Akteneinsicht verlangen und auf welcher Rechtsgrundlage diese Forderung begründet wird. Ansonsten gilt auch gegenüber diesen Institutionen die ärztliche Schweigepflicht, wie oben bereits ausgeführt.

Sofern aufgrund einer fehlerhaften Behandlung ein Schaden entstanden ist, steht dem Patienten ein Schadensersatzanspruch zu. Sollte seine gesetzliche oder private Krankenversicherung oder die Pflegekasse den Schaden bereits (teilweise) ausgeglichen haben, geht der Anspruch des Patienten von Gesetzes wegen nach § 116 Abs. 1 Satz 1 SGB X, §§ 401 Abs. 1 analog, 412 BGB auf die Versicherung über, die sich dann ebenfalls aus übergegangenem Recht mit ihrem (nach gesetzlichem Übergang eigenen) Anspruch an den Behandelnden wendet.

Korrespondierend hierzu soll nach der Rechtsprechung auch die Krankenversicherung zur Prüfung eines Schadensersatzanspruches ein Recht auf Einsicht in die Behandlungsdokumentation haben. Auch hier wäre der entgegenstehende Wille des Patienten zu beachten, doch nach der Rechtsprechung soll hiervon regelmäßig auszugehen sein.

Rechtsprechung

BGH, Urteil vom 26.02.2013, VI ZR 359/11

„1. Der Anspruch des Pflegeheimbewohners auf Einsicht in die Pflegeunterlagen geht gemäß § 116 Abs. 1 Satz 1 SGB X i.V.m. § 401 Abs. 1 analog, § 412 BGB auf den – aufgrund des Schadensereignisses zu kongruenten Sozialleistungen verpflichteten – Sozialversicherungsträger über, wenn und soweit mit seiner Hilfe das Bestehen von Schadensersatzansprüchen geklärt werden soll und die den Altenpflegern obliegende Pflicht zur Verschwiegenheit einem Gläubigerwechsel nicht entgegensteht.

2. Die Pflicht zur Verschwiegenheit steht einem Gläubigerwechsel in der Regel nicht entgegen, wenn eine Einwilligung des Heimbewohners in die Einsichtnahme der über ihn geführten Pflegedokumentation durch den Sozialversicherungsträger vorliegt oder zumindest sein vermutetes Einverständnis anzunehmen ist, soweit einer ausdrücklichen Befreiung von der Schweigepflicht Hindernisse entgegenstehen.

3. Es wird regelmäßig davon auszugehen sein, dass die Offenlegung der Pflegedokumentation gegenüber dem Krankenversicherer dem mutmaßlichen Willen des verstorbenen Heimbewohners entspricht, wenn die Entbindung von der Schweigepflicht dem Träger der gesetzlichen Krankenversicherung die Verfolgung von Schadensersatzansprüchen wegen der Verletzung von Betreuungspflichten des Altenpflegepersonals ermöglichen soll."

Rechtsprechung

LG Hof, Urteil vom 09.06.2016, 24 S 4/16 – juris

„1. Es ist von einem sachlichen Interesse des Sozialversicherungsträgers hinsichtlich der beantragten Einsichtnahme in die Behandlungsunterlagen auszugehen, wenn aufgrund des in den Behandlungsunterlagen dargestellten Dekubitus II die Möglichkeit eines Schadensersatzanspruchs besteht.

2. Dem Einsichtsrecht in die Patientenakte steht die Neufassung des § 630g BGB nicht entgegen.[246] Denn nach der Entscheidung des BGH vom 26. Februar 2013, Az: VI ZR 359/11, geht das Einsichtsrecht bzw. der Herausgabeanspruch bzgl. der jeweiligen Behandlungsunterlagen des Patienten kraft Gesetzes gemäß § 116 Abs. 1 Satz 1 SGB X, §§ 401 Abs. 1 analog, 412 BGB auf den Träger der gesetzlichen Krankenversicherung über, sofern damit die Klärung von möglichen Schadensersatzansprüchen herbeigeführt werden soll. In diesem Fall ist regelmäßig davon auszugehen, dass die Offenlegung der Unterlagen gegenüber der Krankenversicherung auch dem mutmaßlichen Willen des Verstorbenen entspricht."

Strafverfolgungsbehörden haben im Rahmen ihrer Befugnisse das Recht, die Behandlungsdokumentation einzusehen, wenn ein entsprechender gerichtlicher Beschluss hierzu vorliegt.

---

246 Argumentiert wurde hier, das Akteneinsichtsrecht in die Patientenakte sei abschließend dahingehend geregelt, dass zum einen den Sozialversicherungsträgern gerade kein Einsichtsrecht in die Patientenunterlagen des Verstorbenen zustehe und dass es zum anderen im Hinblick auf § 630g Abs. 3 BGB nicht mehr auf den mutmaßlichen Willen des Verstorbenen, sondern nur noch auf eine entsprechend vorliegende Zustimmung der Erben ankommen solle.

2.5 Beteiligung von Rechtsanwälten oder anderen Bevollmächtigten

In der Praxis werden häufig Gesuche um Einsicht oder Übersendung von Behandlungsunterlagen von Rechtsanwälten übersandt. Nicht ausgeschlossen ist, dass auch auf anderer Grundlage Bevollmächtigte auftreten, wie beispielsweise auf Grundlage einer Vorsorgevollmacht, die ggf. bis über den Tod hinaus Geltung hat. Im Folgenden wird die Anforderung durch den Rechtsanwalt exemplarisch betrachtet, da es sich hier im Zusammenhang mit der Vertretung um den Regelfall handeln dürfte. Hierbei gilt es, in der Praxis des Krankenhauses einige Besonderheiten ergänzend zu beachten.

2.5.1 Vollmacht

Der Rechtsanwalt ist Vertreter seines Mandanten und tritt für diesen in Vollmacht auf. Die Vollmacht bedarf rechtlich nicht zwingend einer bestimmten Form. Aus Beweisgründen erscheint es aber zum eigenen Schutz des Behandelnden ratsam, eine schriftliche Vollmacht anzufordern und zu den Akten zu nehmen. Sie weist in der Regel den Rechtsanwalt und den Vollmachtgeber aus und benennt den Inhalt der Vollmacht. Es handelt sich um besonders sensible und zu schützende Daten, die einen entsprechend sorgsamen Umgang erfordern.

Die Akteneinsicht darf nicht generell verweigert werden, wenn dem Aufforderungsschreiben eines Rechtsanwalts keine Originalvollmacht beigefügt ist. Eine Pflicht zur Vorlage einer Vollmacht im Original existiert nicht.[247] Anderseits wird auch anerkannt, dass bei entsprechendem Verlangen die Herausgabe von einem Vollmachtnachweis abhängig gemacht werden kann (ohne dass aber ein Vollmachtnachweis Fälligkeitsvoraussetzung ist).[248] Praktisch wird diese Unsicherheit aber wohl nachrangig sein. Für den Rechtsanwalt ist es in der Regel nicht problematisch, eine schriftliche Vollmacht vorzulegen. Das Krankenhaus wiederum sollte zur Sicherheit die Vollmacht zu den Akten nehmen.

---

247 LG Hannover, Beschluss vom 11.12.2015, Az.: 19 O 81/15, MedR 2016, 730–731.

248 LG Stuttgart, Beschluss vom 09.12.2015, Az.: 19 T 488/15. Der Rechtsanwalt hatte hier mit entsprechendem Aufforderungsschreiben einen Anspruch seiner Mandantin aus § 630g BGB auf Einsichtnahme in die sie betreffenden Krankenunterlagen angemeldet und die Erstattung angemessener Kosten zugesagt. Seine Bevollmächtigung hat er anwaltlich versichert und eine Schweigepflichtentbindungserklärung übersandt.

Rechtsprechung

LG Stuttgart, Beschluss vom 09.12.2015, 19 T 488/15

„1. *Verlangt ein Rechtsanwalt vom behandelnden Arzt die Herausgabe von Abschriften der Krankenakte eines Patienten zur Prüfung von Ersatzansprüchen, muss zwar eine entsprechende Bevollmächtigung des Mandanten vorliegen. Fälligkeitsvoraussetzung für den Herausgabeanspruch ist aber nicht die Vorlage der schriftlichen Originalvollmacht. Diese muss erst auf ein entsprechendes Verlangen des Behandlers vorgelegt werden.*

2. *Der Fälligkeit des Herausgabeanspruchs steht nicht eine fehlende ausdrückliche Zusicherung der Kostenübernahme für die Erteilung von Abschriften entgegen. Es obliegt dem Behandler mitzuteilen, dass eine Abschriftenübersendung nur nach Zusicherung entsprechender Kostenübernahme stattfindet.*"

2.5.2 Schweigepflichtentbindungserklärung

Daneben muss eine inhaltlich ausreichende Schweigepflichtentbindungserklärung[249] des Patienten vorliegen, die im Fall der Korrespondenz mit einem Rechtsanwalt ebenfalls angefordert und dokumentiert werden sollte. Hintergrund ist die Relevanz der ärztlichen Schweigepflicht. Rechtsanwälten gegenüber gilt – wie gegenüber allen Dritten außerhalb des unmittelbaren Arzt-Patienten-Verhältnisses – die ärztliche Schweigepflicht. Hiervon kann lediglich der Berechtigte eine Befreiung erteilen.

Das Recht auf informationelle Selbstbestimmung sowie die Schweigepflicht sind mit dem höchstpersönlichen Recht des Patienten verbunden und dies erlischt nicht vollständig mit dem Tod.[250] Deshalb können Erben, genau wie nahe Angehörige, nicht aus eigenem Recht auf die Schweigepflicht verzichten; die Möglichkeit zur Entbindung von der Schweigepflicht endet mit dem Tod.[251] Dies kor-

---

249 LG Hannover, Beschluss vom 11.12.2015, Az.: 19 O 81/15, MedR 2016, 730–731; hier bezog sich das Einsichtsgesuch bezüglich Unterlagen im Krankenhaus nicht lediglich auf den Arzt, sondern lautete *„alle Ärzte, die mich aus Anlass meiner bei dem Vorfall vom 23.07.2014 erlittenen Verletzung behandelt haben und behandeln werden"*.

250 BT-Drs. 17/10488, S. 27.

251 Ulsenheimer in: Ulsenheimer, Arztstrafrecht in der Praxis, 5. Aufl. 2015, Teil 8, Rdnr. 871 m.w.N.

respondiert auch mit dem möglicherweise entgegenstehenden Willen des Patienten, der in jedem Fall zu berücksichtigen ist, liegt er denn vor.

In der Praxis werden Schweigepflichtentbindungserklärungen dennoch nicht selten von Erben unterzeichnet vorgelegt oder von Krankenhäusern angefordert. Auch wenn diese, wie ausgeführt, rechtlich nicht möglich ist, hat sich dieses Vorgehen auch teilweise etabliert. Die Vorlage wird als Anknüpfungstatsache für den mutmaßlichen Willen des Patienten herangezogen.[252]

Rechtsprechung

LG Aachen, Urteil vom 14.02.2007, Az.: 11 O 91/06, MedR 2007, 734-737

„Nach dem Tod eines Patienten sind mit Blick auf die Höchstpersönlichkeit der Entscheidung über die Entbindung von der Schweigepflicht hierzu nicht die Erben berechtigt, sondern es ist mangels einer Willensäußerung des Patienten zu Lebzeiten dessen mutmaßlicher Wille zu erforschen. Sofern hierfür keine anderen Indizien zur Verfügung stehen, kann der beweisbelasteten Partei die Vorlage einer Schweigepflichtentbindungserklärung der Erben des verstorbenen Patienten aufgegeben werden, um so einen Anknüpfungspunkt für einen Rückschluss auf den mutmaßlichen Willen des Verstorbenen zu erhalten. Kann der Kläger eine solche Schweigepflichtentbindungserklärung nicht vorlegen, ist die Klage abzuweisen."

2.5.3 Vertretung von Erben oder nahen Angehörigen

Der Rechtsanwalt kann auch die Erben oder Angehörigen vertreten. Wenn dies der Fall ist, sind die oben ausgeführten Voraussetzungen zu berücksichtigen und ergänzend Folgendes zu beachten:

Vertritt der Rechtsanwalt die Erben von verstorbenen Patienten, können diese ihre Erbenstellung durch einen Erbschein nachweisen, der bei dem für den Erblasser zuständigen Amtsgericht beantragt werden kann. Hinzu kommt die erforderliche Darlegung der Wahrnehmung vermögensrechtlicher Interessen. Bei Angehörigen ist die Wahrnehmung immaterieller Interessen erforderlich. Da die familiären Verwandtschaftsverhältnisse des Patienten in den meisten Fällen nicht bekannt sind, sollte auch hier ein entsprechender Nachweis zur Dokumentation genommen werden.

---

252   LG Aachen, Urteil vom 14.02.2007, Az.: 11 O 91/06, MedR 2007, 734.

3   Umfang der Einsichtnahme

§ 630g Abs. 1 Satz 1 BGB sieht vor, dass grundsätzlich Einsicht in die vollständige Patientenakte gewährt werden muss. Dies bedeutet, dass Schwärzungen dem Grunde nach nicht erlaubt sind. Sämtliche Informationen der Patientenakte sind bekanntzugeben, wenn der Patient dies verlangt. Unterlagen betreffend die interne Organisation des Krankenhauses sind keine Behandlungsunterlagen, die der Patient einsehen darf.[253]

Ausnahmen

Eine Ausnahme wird bei erheblichen therapeutischen Gründen oder sonstigen erheblichen Rechten Dritter gemacht. Sofern diese vorliegen, kann die Einsichtnahme vollständig oder teilweise verweigert werden. Die Ablehnung nach § 630g Abs. 2 BGB muss in diesem Fall begründet werden.

Therapeutische Gründe

Wann erhebliche therapeutische Gründe vorliegen, ist vom Arzt zu eruieren.[254] Unter Umständen können das Gründe sein, die für die Therapie gefährdend sind. Hierbei muss jedoch erwogen werden, dass gerade die Einsicht in die Patientenakte diese erhebliche Gefahr birgt und insofern ein erheblicher therapeutischer Grund ist.

Der Ausnahmetatbestand des therapeutischen Grundes dürfte am ehesten im Bereich der Psychotherapie verortet sein.[255] Durch die Einsicht in die Behandlungsunterlagen müsste der Gesundheitszustand gefährdet sein. Nicht ausreichen soll, dass aufgrund der nicht vorhandenen Krankheitseinsicht bei unbegleiteter Einsicht der Patient in einen aggressiven Zustand gerate und dadurch sich selbst oder andere schädige.[256]

---

253   OLG Karlsruhe, Urteil vom 03.08.2017, Az.: 7 U 202/16 – juris.

254   Hauser/Haag, Datenschutz im Krankenhaus, 4. Aufl. 2012, S. 64.

255   Hauser/Haag, Datenschutz im Krankenhaus, 4. Aufl. 2012, S. 64.

256   AG Charlottenburg, Urteil vom 10.06.2016, Az.: 233 C 578/15 – juris.

Rechtsprechung

AG Charlottenburg, Urteil vom 10.06.2016, Az.: 233 C 578/15

„Die Klage ist begründet. Der Kläger hat gegen die Beklagte einen Anspruch (...) auf Übersendung einer elektronischen Abschrift der Patientenakte (mit Ausnahme des Schreibens der ... ... vom 23.04.2015). Soweit die Patienten-
akte zu einem Zeitpunkt erstellt wurde, in dem sich der Kläger freiwillig bei der Beklagten befand, folgt der Anspruch unmittelbar aus § 630g Abs. 1, Abs. 2 BGB, für den Zeitpunkt ab Unterbringung gemäß gerichtlichem Beschluss vom 25.04.2015 folgt der Anspruch aus § 630 Abs. 1, Abs. 2 BGB analog.
§ 630g BGB findet für den Zeitraum der Unterbringung nach PsychKG zwar keine unmittelbare Anwendung, weil der Kläger insoweit mit der Beklagten keinen Behandlungsvertrag geschlossen hat. Die entsprechende Anwendung der Vorschriften über den Behandlungsvertrag (§§ 630a ff BGB) ist aber gebo-
ten, um eine insoweit bestehende Regelungslücke zu schließen. Der Einsicht-
nahme in die Patientenakte durch Übersendung elektronischer Abschriften stehen nicht erhebliche therapeutische Gründe entgegen. Die Beklagte hat einen therapeutischen Vorbehalt nicht hinreichend substanziiert dargelegt.
Der Vortrag der Beklagten, aufgrund der nicht vorhandenen Krankheitsein-
sicht bestehe die Gefahr, dass der Kläger bei unbegleiteter Einsichtnahme in die Behandlungsunterlagen der Beklagten in einen aggressiven Zustand gerate und dadurch sich selbst oder andere schädige, der Kläger habe schließlich in der Vergangenheit bereits ein sehr aggressives Verhalten gegen-
über seiner Familie und z.B. dem Personal der Beklagten gezeigt, ist nicht ausreichend. Entscheidend ist, ob der Kläger zum Zeitpunkt des Schlusses der mündlichen Verhandlung in der Lage war, den Inhalt der Akte ohne Gefähr-
dung seines psychischen Zustandes vollständig zur Kenntnis zu nehmen. Dies hat der Kläger substanziiert durch Vorlage der Bescheinigung der Ärztinnen ...
vom 14.03.2016 und ... vom 01.04.2016 dargelegt. Substanziierte Einwen-
dungen gegen die fachärztlichen Bescheinigungen hat die Beklagte nicht erhoben."

3.1.2   Erhebliche Rechte Dritter

Das Persönlichkeitsrecht des Arztes könnte zwar als sonstiges erhebliches Recht Dritter gewertet werden, dieser ist jedoch kein Dritter im Sinne des § 630g BGB, weshalb die Persönlichkeitsrechte des Arztes hier nicht entscheidend sind. Der Behandlungsvertrag wird zwischen Behandelndem und Patient geschlossen. Erwogen werden könnten hier aber Informationen in der Patienten-dokumentation von Dritten, außerhalb dieser Arzt-Patienten-Verbindung.

Rechtsprechung

AG Charlottenburg, Urteil vom 10.06.2016, 233 C 578/15

„Befinden sich in der Patientenakte Unterlagen Dritter (hier: das Schreiben der Ehefrau eines unter einer bipolaren Störung leidenden Patienten) und ist die-ser mit der Weitergabe an den Patienten nicht einverstanden, so hat der Pati-ent keinen Anspruch auf Herausgabe einer Kopie, da insoweit erhebliche Rechte Dritter gemäß § 630g Abs. 1 Satz 1 BGB entgegenstehen."

4 Praktische Durchführung

Das Gesetz sieht vor, dass dem Patienten auf Verlangen unverzüglich Einsicht in die Patientenakte zu gewähren ist. Selbstverständlich wird dem Arzt das Recht eingeräumt werden müssen, dies in seinen Praxisalltag zu integrieren. Die Ärz-tekammern geben hierzu unterschiedliche Empfehlungen, wie schnell die Ein-sicht gewährt werden muss.

Grundsätzlich ist Akteneinsicht das Recht in die Akte im Original.

Die Originalakte ist jedoch Eigentum des Behandelnden und muss nicht heraus-gegeben werden. Deshalb hat der Berechtigte das Recht, Kopien zu verlangen. Diese sind zu vergüten. Auch hier werden unterschiedliche Empfehlungen gege-ben. Häufig werden die Vorschriften der Gebührenordnung für Ärzte herangezo-gen.

4.1 Ort der Einsicht

Grundsätzlich hat die Einsicht nach § 630g Abs. 1 BGB i.V.m. § 811 Abs. 1 Satz 2 BGB an dem Ort zu erfolgen, an welchem sich die vorzulegende Sache befin-det[257], also im Krankenhaus bzw. in der Arztpraxis. Auch ein Anspruch auf Über-sendung der Krankenunterlagen besteht nicht.[258] Lediglich bei Vorliegen eines wichtigen Grundes kann der Patient die Einsicht auch an einem anderen Ort

---

257   Dies gilt auch für Präparate und Blutproben, OLG München, Urteil vom 06.12.2012, Az.: 1 U 4005/12.

258   LG Hannover, Beschluss vom 11.12.2015, Az.: 19 O 81/15, MedR 2016, 730–731.

verlangen. Die Kosten, wie für Transport, Vorsendung, Verpackung[259], muss jedoch der Patient übernehmen. Bis dies nicht geschehen ist, hat der Behandelnde das Recht, die Vorlage zu verweigern.[260]

4.2 Zeitpunkt der Einsicht

Die Gewährung der Einsicht in die Patientenunterlagen hat unverzüglich zu erfolgen. Unverzüglich ist gesetzlich in § 121 BGB definiert als ein Handeln *„ohne schuldhaftes Zögern"*. Es besteht daher Zeit, die Einsicht in den Alltag zu integrieren.

4.3 Elektronische Abschriften

Nach § 630g Abs. 2 Satz 1 BGB hat der Patient auch das Recht, elektronische Abschriften von der Patientenakte zu verlangen. Dies wirft Fragen zur tatsächlichen Umsetzung auf. Die Begründung des Gesetzes enthält hier nur den Hinweis, dass die Abschriften der in Textform erstellten Dokumentation und der elektronischen Dokumente *„gegebenenfalls auch in Form maschinenlesbarer Datenkopien oder Dateien in elektronischer Form angefertigt werden."* Der Behandelnde könne daher auch verpflichtet sein, den Patienten eine Videoaufnahme auszuhändigen.[261] Unklar bleibt, ob elektronische Abschriften eigens hergestellt werden müssen.

Rechtsprechung

AG Charlottenburg, Urteil vom 10.06.2016, 233 C 578/15

„Der Kläger hat gemäß § 630g Abs. 2 Satz 1 BGB Anspruch auf Abschrift der Patientenakte in elektronischer Form. Der Anspruch gemäß § 630g Abs. 2 Satz 1 BGB bezieht sich nicht nur auf originär elektronisch geführte Akten, sondern auch auf die „Papierakte". Er hat zur Folge, dass der Behandelnde bei einem entsprechenden Begehren die Akte einscannen und die entsprechenden Informationen dann auf CD oder per USB-Stick zur Verfügung stellen muss. (M. Rehborn/S. Gescher in: Erman BGB, Kommentar, § 630g BGB, Rn. 16).

---

259 Spickhoff in: Spickhoff, Medizinrecht, 2. Aufl. 2014, BGB § 630g, Rdnr. 8 m.w.N.

260 AG Hamburg, Urteil vom 07.11.2014, Az.: 4 C 345/14 – juris; Saarländisches Oberlandesgericht Saarbrücken, Urteil vom 16.11.2016, Az.: 1 U 57/16.

261 BT-Drs. 17/10488, S. 27.

Der Wortlaut „von der Patientenakte" deutet darauf hin, dass sämtliche Bestandteile der Patientenakte in eine maschinenlesbare Kopie umzuwandeln sind. Die Gesetzesbegründung ist insoweit nicht eindeutig. Der Wortlaut des Gesetzes und der am umfassenden Schutz des Patienten orientierte Gesetzeszweck sprechen dafür, dass der Patient Anspruch auf eine elektronische, maschinenlesbare Abschrift auch solcher Aktenbestandteile hat, die im Original nicht elektronisch vorgehalten werden (Lafontaine in: Herberger/Martinek/ Rüßmann u.a., jurisPK-BGB, 7. Aufl. 2014, § 630g BGB, Rn. 118). Der Anspruch besteht Zug um Zug gegen Erstattung der Kosten, die für die Fertigung und Übersendung der elektronischen Abschriften von der Patientenakte entstehen. (...)."

4.4 Kostenerstattung

Gemäß § 630g Abs. 1 Satz 3 BGB ist § 811 BGB entsprechend anzuwenden. Nach § 811 Abs. 2 BGB hat die Gefahr und die Kosten derjenige zu tragen, welcher die Vorlage verlangt. Hier wünscht der Patient die Behandlungsunterlagen und muss demnach auch die entsprechenden Kosten tragen.

Der Behandelnde darf die Vorlage der Behandlungsunterlagen solange verweigern, bis der Patient die erforderlichen Kosten gezahlt hat. Der Patient ist also vorleistungspflichtig. Der Behandelnde hat in diesem Fall ein Zurückbehaltungsrecht. Es soll ihm nicht zugemutet werden, nach Übergabe der Unterlagen seinen Anspruch, ggf. aufwändig und langwierig, verfolgen zu müssen. Voraussetzung hierfür ist aber, dass er dem Patienten mitteilt, wie hoch die zu erstattenden Kosten sind.[262]

Rechtsprechung

Saarländisches Oberlandesgericht Saarbrücken, Urteil vom 16.11.2016, 1 U 57/16

„1. Begehrt der Patient oder dessen Erbe Abschriften aus der Patientenakte gemäß § 630g Abs.3, Abs. 1 BGB, ist er hinsichtlich der entstehenden Kosten für die Fertigung der Abschriften vorleistungspflichtig gemäß § 811 Abs. 2 Satz 2 BGB. Der Vorlegungsverpflichtete kann die Vorlegung bis zur Kostenerstattung verweigern.

---

262   Saarländisches Oberlandesgericht Saarbrücken, Urteil vom 16.11.2016, Az.: 1 U 57/16.

2. Ein entsprechendes Leistungsverweigerungsrecht des Vorlegungsver-
    pflichteten ist nicht von Amts wegen zu berücksichtigen, sondern von
    dem Vorlegungsverpflichteten unter Mitteilung der zu erwartenden Kos-
    ten geltend zu machen."

	Anspruchsteller	Patient	Erben	Nahe Angehörige	Krankenkassenträger/Behörde
VORAUSSETZUNGEN UND AUSSCHLÜSSE	Nachweis bzgl. Person	Prüfung der Person als Patient	Nachweis der Erbenstellung	Nachweis der Stellung als naher Angehöriger	Nachweis der Berechtigung/ Rechtsgrundlage
	Nachweis bzgl. Grund des Begehrens		Vermögensrechtliche Interessen	Immaterielle Interessen	
	Ausschlüsse zu Lebzeiten des Patienten (Abs. 1 BGB)	Erhebliche therapeutischer Gründe/ erhebliche Rechte Dritter			
	Ausschlüsse nach Tod des Patienten (Abs. 3)		Ausdrücklicher oder mutmaßlicher Willens des Patienten	Ausdrücklicher oder mutmaßlicher Willen des Patienten	Ausdrücklicher oder mutmaßlicher Willens des Patienten
	Rechtsanwalt hinzugezogen	Vollmacht, Schweigepflichtentbindung	Vollmacht, ggf. Schweigepflichtentbindung	Vollmacht, ggf. Schweigepflichtentbindung	Vollmacht, ggf. Schweigepflichtentbindung

	Anspruchsteller	Patient	Erben	Nahe Angehörige	Krankenkassen- träger/Behörde
PRAKTISCHE UMSETZUNG	Kosten	Angemessener Kostenvorschuss kann angefordert werden			
	Einsicht in Praxis verlangt	Unverzüglich gewähren, ggf. elektronische Abschrift			
	Einsicht an anderem Ort verlangt	Anspruch nur bei wichtigem Grund, für Behandelnden aber dennoch möglich, ggf. elektronische Abschrift			
	Übersendung der Unterlagen verlangt	Anspruch nur bei wichtigem Grund, für Behandelnden aber dennoch möglich, ggf. elektronische Abschrift			

Tabelle 2   Voraussetzungen des Anspruchs auf Einsicht in die Patientenakte gemäß § 630g BGB

IX Beweislast bei Haftung für Behandlungs- und Aufklärungsfehler (§ 630h BGB)

§ 630h
Beweislast bei Haftung für Behandlungs- und Aufklärungsfehler

(1) Ein Fehler des Behandelnden wird vermutet, wenn sich ein allgemeines Behandlungsrisiko verwirklicht hat, das für den Behandelnden voll beherrschbar war und das zur Verletzung des Lebens, des Körpers oder der Gesundheit des Patienten geführt hat.

(2) Der Behandelnde hat zu beweisen, dass er eine Einwilligung gemäß § 630d eingeholt und entsprechend den Anforderungen des § 630e aufgeklärt hat. Genügt die Aufklärung nicht den Anforderungen des § 630e, kann der Behandelnde sich darauf berufen, dass der Patient auch im Fall einer ordnungsgemäßen Aufklärung in die Maßnahme eingewilligt hätte.

(3) Hat der Behandelnde eine medizinisch gebotene wesentliche Maßnahme und ihr Ergebnis entgegen § 630f Absatz 1 oder Absatz 2 nicht in der Patientenakte aufgezeichnet oder hat er die Patientenakte entgegen § 630f Absatz 3 nicht aufbewahrt, wird vermutet, dass er diese Maßnahme nicht getroffen hat.

(4) War ein Behandelnder für die von ihm vorgenommene Behandlung nicht befähigt, wird vermutet, dass die mangelnde Befähigung für den Eintritt der Verletzung des Lebens, des Körpers oder der Gesundheit ursächlich war.

(5) Liegt ein grober Behandlungsfehler vor und ist dieser grundsätzlich geeignet, eine Verletzung des Lebens, des Körpers oder der Gesundheit der tatsächlich eingetretenen Art herbeizuführen, wird vermutet, dass der Behandlungsfehler für diese Verletzung ursächlich war. Dies gilt auch dann, wenn es der Behandelnde unterlassen hat, einen medizinisch gebotenen Befund rechtzeitig zu erheben oder zu sichern, soweit der Befund mit hinreichender Wahrscheinlichkeit ein Ergebnis erbracht hätte, das Anlass zu weiteren Maßnahmen gegeben hätte, und wenn das Unterlassen solcher Maßnahmen grob fehlerhaft gewesen wäre.

1 Einleitung

Die Rechtsprechung hat in der Vergangenheit bis zur Einführung des § 630h BGB verschiedene Konstellationen entwickelt, bei denen, insbesondere vor dem Hintergrund der Waffengleichheit der Parteien, Besonderheiten im Hinblick auf die Beweislast bestehen sollen.[263] Die Regelung greift diese von der Rechtsprechung im Wesentlichen im Deliktsrecht entwickelten Fallkonstellationen auf und konstatiert sie für das vertragliche Haftungsrecht für alle medizinischen Behandlungsverträge.[264]

Die Beweislast ist in der Praxis häufig entscheidend. Es gilt der generelle Grundsatz, dass diejenige Partei stets die für sie positiven Merkmale des einschlägigen Tatbestandes beweisen muss, der Gegner hat die Voraussetzungen der einzuwendenden Norm zu beweisen.[265] Das bedeutet, dass grundsätzlich der Patient die Voraussetzungen eines Schadensersatzanspruches beweisen muss.

So muss er im Streitfall den Behandlungsvertrag beweisen, die Pflichtverletzung (also in der Regel den Behandlungsfehler oder eine andere Pflicht aus den §§ 630a ff. BGB) und dass ihm aufgrund dieser Pflichtverletzung ein Schaden entstanden ist, der ebenfalls zu beweisen ist. Das Vertretenmüssen, also das Verschulden im Sinne von Vorsatz oder Fahrlässigkeit, wird bei Vorliegen eines Behandlungsfehlers vermutet (§ 280 Abs. 1 Satz 2 BGB). Es spielt wegen des objektiven Maßstabs der Verantwortung bzw. der Sorgfalt im Arzthaftungsrecht eine verschwindende Rolle.[266]

In der Mehrheit der Fälle kommt es insbesondere wegen der unterschiedlichen Auffassungen bezüglich des Vorwurfs eines Behandlungsfehlers zu einem gerichtlichen Verfahren, sodass in der Regel der Behandlungsfehler, die Kausalität und der Schaden streitig sind und die Frage nach der Darlegungs- und Beweislast aufkommt.

---

263 Die Vorschriften in § 630h BGB regeln primär das Verhältnis zwischen Arzt und Patient, wobei die Rechtsprechung den Anwendungsbereich auch auf verwandte Berufe erweitert, für die Fälle Tierarzt, Apotheker und Rettungssanitäter: Hanten, Die Beweisregeln des § 630h BGB in der anwaltlichen Praxis, Der grobe Behandlungsfehler im Arzthaftungsprozess, ZMGR 3/2017, S. 157, 163.

264 Bergmann, Die Beweisregeln des § 630h BGB in der anwaltlichen Praxis, Einführung in die Thematik, ZMGR 3/2107, S. 155; Spickhoff in: Spickhoff, Medizinrecht, 2. Aufl. 2014, BGB § 630h, Rdnr. 1.

265 Sog. Rosenbergsche Normentheorie, Rosenberg, Die Beweislast, 5. Aufl. 1965, S. 5, 6, 12, zitiert nach Spickhoff in: Spickhoff, Medizinrecht, 2. Aufl. 2014, BGB § 630h, Rdnr. 1.

266 Spickhoff in: Spickhoff, Medizinrecht, 2. Aufl. 2014, BGB § 630h, Rdnr. 2 m.w.N.

Die Zivilprozessordnung sieht verschiedene Beweismaße vor. Es ist zum einen der Vollbeweis zu führen. Der Richter muss sich hier nach ständiger Rechtsprechung mit einem für das praktische Leben brauchbaren Grad von Gewissheit von den Tatsachen überzeugen, der Zweifeln Schweigen gebietet, ohne sie völlig auszuschließen.[267] Das gilt beispielsweise für den Nachweis des Behandlungsfehlers. Beim Schaden bzw. beim Umfang des Schadens existiert z.b. ein weniger strenges Beweismaß. Hier sind (nur) die notwendigen Anknüpfungstatsachen voll zu beweisen. Im Übrigen besteht bezüglich des Schadens ein gewisses Schätzungsermessen des Gerichts.[268]

Weil der Behandelnde einen notwendigen Wissensvorsprung im Zusammenhang mit der Behandlung hat und bei beispielsweise besonders schwerwiegenden Behandlungsfehlern weniger schutzwürdig sein soll als der Patient, sind hier eine Reihe von Besonderheiten gesetzlich festgelegt.[269]

Der Behandlungsfehler ist hier als Pflichtverletzung des Behandlungsvertrages anzusehen. Beim Behandlungsfehler läuft die Voraussetzung der deliktsrechtlichen Haftung nach den §§ 823 ff. BGB gleich.[270] Die Voraussetzungen des Behandlungsfehlers sind bei beiden Tatbeständen identisch. Der Fehler ist zunächst ein Verstoß gegen den objektiven fachärztlichen bzw. den vereinbarten Standard.

Hinsichtlich detaillierter Fallgestaltungen und rechtlicher Bewertungen wird auf die einschlägige Literatur, insbesondere aktuelle Entscheidungssammlungen mit entsprechender Kommentierung, verwiesen.[271] Im Nachfolgenden werden die Grundlagen der Haftung und der Beweisverteilung zum Verständnis des Regelungscharakters des § 630h BGB auch anhand instruktiver Entscheidungen dargestellt und die Rechtsprechung und Literatur für den Überblick herangezogen.

---

267 BGH, Urteil vom 01.12.2016, Az.: I ZR 128/15 – juris, Rdnr. 27 m.w.N.

268 BGH, Urteil vom 21.01.2016, Az.: I ZR 90/14, – Deltamethrin II – juris, Rdnr. 21.

269 Vgl. zu den verschiedenen Aspekten des Normzwecks: Wagner, Münchener Kommentar zum Bürgerlichen Gesetzbuch: BGB Band 4: Schuldrecht, Besonderer Teil II, 7. Aufl. 2016, § 630h, Rdnr. 1 ff.

270 Wagner in: Münchener Kommentar zum Bürgerlichen Gesetzbuch: BGB, Band 6: Schuldrecht – Besonderer Teil IV, §§ 705–853, Partnerschaftsgesellschaftsgesetz, Produkthaftungsgesetz; 7. Aufl. 2017, § 823, Rdnr. 910; Bergmann, Die Beweisregeln des § 630h BGB in der anwaltlichen Praxis, Einführung in die Thematik, ZMGR 3/2107, S. 155; zur Frage der möglichen Begrenzung der weiteren Entwicklungsmöglichkeiten von Beweislastregeln durch den § 630h BGB: Spickhoff in: Spickhoff, Medizinrecht, 2. Aufl. 2014, BGB § 630h, Rdnr. 3 m.w.N.

271 Martis/Winkhart, Arzthaftungsrecht, Fallgruppenkommentar, 4. Aufl. 2014; Geiß/Greiner, Arzthaftpflichtrecht, 7. Aufl. 2014.

2 Voll beherrschbarer Risikobereich

Nach § 630a Abs. 1 BGB wird ein Fehler des Behandelnden vermutet, wenn sich ein allgemeines Behandlungsrisiko verwirklicht hat, das für den Behandelnden voll beherrschbar war. Dieses muss des Weiteren zur Verletzung des Lebens, des Körpers oder der Gesundheit des Patienten geführt haben. Hierbei handelt es sich nicht um eine Kausalitätsvermutung. Es wird vielmehr eine Pflichtverletzung bzw. ein Behandlungsfehler vermutet, wenn sich das genannte voll beherrschbare allgemeine Behandlungsrisiko verwirklicht hat.[272] Gemeint sind hier Risiken, die von der Seite des Behandelnden im Rahmen der Organisation beherrschbar sind. Beispiele sind hier insbesondere Fehler im Zusammenhang mit der Hygiene oder der Sicherung von Patienten.

Rechtlich liegt hier ein Anscheinsbeweis vor.[273] Die Gesetzesbegründung führt hierzu aus, dass diese Vermutung erschüttert werden kann, wenn die Überzeugung des Richters vom Vorliegen des vollbeherrschbaren Behandlungsrisikos erschüttert wird. Es sei daher rechtlich zweifelhaft, ob tatsächlich ein Gegenbeweis geführt werden müsse.[274] Vielmehr sollen die Voraussetzungen für das Eingreifen der Vermutung vom Patienten bewiesen werden.

Rechtsprechung

OLG Hamm, Beschluss vom 18.03.2015, Az.: I-3 U 20/14, 3 U 20/14

„Umfang und Ausmaß der dem Krankenhaus obliegenden Pflege und Betreuung richten sich in erster Linie nach dem Gesundheitszustand des Patienten. Für die konkrete Ausprägung der Obhutspflichten ist es maßgebend, ob im Einzelfall wegen der konkreten Verfassung des Patienten – seines Gesundheitszustandes, seiner körperlichen, seelischen und geistigen Verfassung – vor dem jeweiligen Sturzereignis aus der Sicht ex ante damit gerechnet werden musste, dass sich der Patient ohne besondere Sicherung selbst schädigen würde. Dabei sind die dem Krankenhaus gegenüber dem Patienten obliegenden Pflichten zudem begrenzt auf die in derartigen Einrichtungen üblichen Maßnahmen, die mit einem vernünftigen finanziellen und personellen Aufwand realisierbar sind. Maßstab sind das Erforderliche sowie das für die Patienten und das Pflegepersonal Zumutbare.

---

272 Wagner, Münchener Kommentar zum Bürgerlichen Gesetzbuch: BGB Band 4: Schuldrecht, Besonderer Teil II, 7. Aufl. 2016, § 630h, Rdnr. 22.

273 Spickhoff in: Spickhoff, Medizinrecht, 2. Aufl. 2014, BGB § 630h, Rdnr. 6.

274 Spickhoff in: Spickhoff, Medizinrecht, 2. Aufl. 2014, BGB § 630h, Rdnr. 6.

Aus dieser vielschichtigen Situation folgt in Schadensfällen eine nach Risikosphären zu differenzierende Darlegungs- und Beweislast. Befand sich der Patient zum Unfallzeitpunkt in einer konkreten, eine besondere Sicherungspflicht des Obhutspflichtigen auslösenden Bewegungs-, Transport- oder sonstigen pflegerischen Maßnahme, an der das Pflegepersonal unmittelbar beteiligt war, hat der Obhutspflichtige, hier das Krankenhaus der Beklagten, nach den Grundsätzen des voll beherrschbaren Risikos darzulegen und notfalls zu beweisen, dass der Unfall nicht auf einem pflichtwidrigen Verhalten der Ärzte oder des Pflegepersonals beruhte (vgl. dazu Martis/Winkhart, Arzthaftungsrecht, 4. Aufl., Rn. V 360 ff. mit umfangreichen Nachweisen). Hat sich der Unfall dagegen im üblichen, alltäglichen Gefahrenbereich, der grundsätzlich in der eigenverantwortlichen Risikosphäre des Geschädigten verbleibt, zugetragen, ändert sich an der allgemeinen Verteilung der Darlegungs- und Beweislast nichts. Der Geschädigte muss als derjenige, der einen Anspruch geltend macht, hier zunächst auf der Ebene der schadensbegründenden Kausalität (§ 286 ZPO) den vollen Beweis führen, dass der Träger der Pflegeeinrichtung Obhutspflichten verletzt hat (OLG Düsseldorf, GesR 2010, 689, zitiert nach juris Rn. 4)."

3 Aufklärung und Einwilligung

Nach § 630h BGB hat der Behandelnde zu beweisen, dass er eine Einwilligung gemäß § 630d BGB eingeholt und entsprechend den Anforderungen des § 630e BGB aufgeklärt hat. Genügt die Aufklärung nicht den Anforderungen des § 630e BGB, kann der Behandelnde sich darauf berufen, dass der Patient auch im Fall einer ordnungsgemäßen Aufklärung in die Maßnahme eingewilligt hätte.

3.1 Beweis der Aufklärung und Einwilligung

Der Beweis der Aufklärung und Einwilligung durch den Behandelnden entspricht dem Charakter der Rechtfertigung des Eingriffs. Gemeint ist hier die Aufklärung nach § 630e BGB und nicht die Informationspflicht nach § 630c BGB.[275] Wie ausgeführt, sind diese Informationspflichten dem Behandlungsvertrag zugeordnet. Für die Praxis bedeutet diese Beweislastverteilung, dass hier die Dokumentation zum Nachweis der Tatsachen von wesentlicher Bedeutung ist, auch wenn

---

275 Weber, Die Beweisregeln des § 630h BGB in der anwaltlichen Praxis, Die Aufklärungspflichtverletzung, ZMGR 3/2017, S. 164, 165.

die Rechtsprechung an den Beweis keine unbillig hohen Anforderungen stellt.[276] Auch wenn der Behandelnde die Aufklärung und die Einwilligung beweisen muss, führt das nicht zwangsläufig zur Haftung. Einen auf den Aufklärungsmangel zurückzuführenden Schaden muss der Patient beweisen.[277]

Rechtsprechung

OLG Karlsruhe, Urteil vom 12.12.2012, Az.: 7 U 176/11 – juris

„1. Im Rahmen der ärztlichen Risikoaufklärung ist die Darstellung eines allgemeinen Bildes von der Schwere und Richtung des Risikospektrums genügend, aber auch erforderlich. Dem Patienten muss ein zutreffender Eindruck von der Schwere des Eingriffs und von der Art der Belastungen vermittelt werden, die für seine körperliche Integrität und Lebensführung auf ihn zukommen können. Eine Grundaufklärung ist in aller Regel nur dann erfolgt, wenn der Patient auch einen Hinweis auf das schwerste möglicherweise in Betracht kommende Risiko erhalten hat. Daher ist der Patient vor Durchführung einer Angiographie insbesondere auch hinsichtlich des dem Eingriff spezifisch anhaftenden Risikos eines Schlaganfalls aufzuklären.

2. Eine ordnungsgemäße Aufklärung und damit wirksame Einwilligung des Patienten in die Behandlung hat der Arzt zu beweisen. Dabei dürfen an den dem Arzt obliegenden Beweis keine unbillig hohen Anforderungen gestellt werden. Die ständige Übung und Handhabung der Aufklärung von Patienten kann ein wichtiges Indiz für eine Aufklärung des Patienten auch im Einzelfall darstellen. Auch sollte dann, wenn einiger Beweis für ein gewissenhaftes Aufklärungsgespräch erbracht ist, dem Arzt im Zweifel geglaubt werden, dass die Aufklärung auch im Einzelfall in der gebotenen Weise geschehen ist.

---

276 OLG Karlsruhe, Urteil vom 12.12.2012, Az.: 7 U 176/11 – juris.

277 Weber, Die Beweisregeln des § 630h BGB in der anwaltlichen Praxis, Die Aufklärungspflichtverletzung, ZMGR 3/2017, S. 164, 166.

3. *Der Tatrichter darf nicht alleine auf Grund der krankheitsbedingten Unmöglichkeit der persönlichen Anhörung eine im Hinblick auf das Vorliegen eines Entscheidungskonflikts für den Patienten nachteilige Wertung vornehmen, wenn nicht auszuschließen ist, dass sich dieser unter Berücksichtigung des zu behandelnden Leidens und der Risiken, über die aufzuklären war, aus jedenfalls nachvollziehbaren Gründen für eine Ablehnung der Behandlung entschieden haben, sich also in einem echten Entscheidungskonflikt befunden haben könnte. (...)"*

3.2 Einwand der hypothetischen Einwilligung

Falls eine ordnungsgemäße Aufklärung nicht vorliegt, bestimmt § 630h Abs. 2 BGB, dass sich der Behandelnde darauf berufen kann, dass der Patient auch im Falle einer ordnungsgemäßen Aufklärung in die Maßnahme eingewilligt hätte. Hierbei handelt es sich um den Einwand der hypothetischen Einwilligung. Dieser Einwand wurde ebenfalls schon vor Einführung der §§ 630a ff. BGB anerkannt.[278]

Es muss also seitens des Behandelnden der Einwand der hypothetischen Einwilligung erhoben und vorgetragen werden, dass die Umstände des Falles so gelagert sind, dass der Patient auch bei ordnungsgemäßer Aufklärung eingewilligt hätte. Für diesen hypothetischen Kausalverlauf ist der Behandelnde darlegungs- und beweisbelastet.[279] Der Patient hingegen muss dann einen tatsächlichen Entscheidungskonflikt vortragen. Er müsste also darlegen können, dass er sich bei ordnungsgemäßer Aufklärung unter Umständen anders entschieden hätte. Wann dies vorliegen kann, ist stets eine Fragestellung des Einzelfalls.

---

278 Spickhoff in: Spickhoff, Medizinrecht, 2. Aufl. 2014, BGB § 630h, Rdnr. 8.

279 Spickhoff in: Spickhoff, Medizinrecht, 2. Aufl. 2014, BGB § 630h, Rdnr. 8.

Rechtsprechung

BGH, Urteil vom 18.11.2008, Az.: VI ZR 198/07, MDR 2009, 281–281

„Zu Recht geht das Berufungsgericht davon aus, dass der Einwand der Behandlungsseite, die Patientin hätte sich dem Eingriff auch bei zutreffender Aufklärung über dessen Risiken unterzogen, grundsätzlich beachtlich ist (st. Rspr.; vgl. Senatsurteile BGHZ 90, 103, 111; vom 17. April 2007 – VI ZR 108/06 – VersR 2007, 999, 1000). Den Arzt trifft insoweit die Behauptungs- und Beweislast. Erst wenn sich die Behandlungsseite auf eine hypothetische Einwilligung berufen hat, muss der Patient darlegen, dass er sich bei ordnungsgemäßer Aufklärung in einem Entscheidungskonflikt darüber befunden hat, ob er den tatsächlich durchgeführten Eingriff vornehmen lassen sollte (vgl. Senatsurteile vom 9. November 1993 – VI ZR 248/92 – VersR 1994, 682, 684; vom 9. Juli 1996 – VI ZR 101/95 – VersR 1996, 1239, 1240; vom 10. Oktober 2006 – VI ZR 74/05 – VersR 2007, 66, 68; Geiß/Greiner, aaO, C Rn. 138 f.; Steffen/Pauge, Arzthaftungsrecht, 10. Aufl., Rn. 444)."

Da der Einwand der hypothetischen Einwilligung prozessual in der zweiten Instanz ein neues Verteidigungsmittel ist, ist im Verlauf des Prozesses auf rechtzeitigen Vortrag zu achten.[280]

4   Dokumentation

§ 630h Abs. 3 BGB beinhaltet eine für die Praxis wesentliche Regelung. Hier wird eine Vermutung für bzw. gegen das Vorliegen einer getroffenen Maßnahme aufgestellt. Hat der Behandelnde eine klinisch gebotene wesentliche Maßnahme und ihr Ergebnis entgegen § 630f Abs. 1 oder Abs. 2 BGB nicht in der Patientenakte aufgezeichnet, wird vermutet, dass er diese Maßnahme nicht getroffen hat. Dasselbe gilt, wenn er die Patientenakte entgegen § 630f Abs. 3 BGB nicht aufbewahrt hat. Dies ist entscheidend für dokumentationspflichtige Tatsachen und kommt bei nicht dokumentationspflichtigen Tatsachen nicht zum Tragen.[281]

Diese Vermutung kann in der Praxis erschüttert werden. Dies kann allerdings weder mit dem Argument geschehen, dass in der Praxis mitunter der Pflicht zur

---

280   Siehe hierzu: BGH, Urteil vom 18.11.2008, Az.: VI ZR 198/07, MDR 2009, 281-281; OLG Oldenburg (Oldenburg), Urteil vom 19.03.2014, Az.: 5 U 1/12.

281   LG Regensburg, Urteil vom 18.12.2014, Az.: 4 O 2532/13, 4 O 2532/13, MedR, 524 ff.

Dokumentation nicht nachgekommen wird, noch damit, dass die gesamte Dokumentation lückenhaft ist.[282]

Hierzu müsste gegebenenfalls vorgetragen und gegebenenfalls auch bewiesen werden, dass die Maßnahme doch durchgeführt worden ist, was grundsätzlich möglich ist.

Rechtsprechung

OLG Koblenz, Beschluss vom 04.07.2016, Az.: 5 U 565/16, VersR 2017, 353 f.

„Allerdings dürfte von einem Dokumentationserfordernis hinsichtlich des Untersuchungsbefundes auszugehen sein. Dies führt jedoch nicht ohne weiteres zur Annahme einer Standardverletzung. Lücken in der Behandlungsdokumentation begründen grundsätzlich keinen Behandlungsfehlervorwurf. Sie haben lediglich beweisrechtliche Konsequenzen, wenn es der Behandlungsseite nicht gelingt, den dokumentationspflichtigen Umstand anderweitig zu beweisen und so die Dokumentationslücke zu schließen. Letzteres kann durch die Anhörung des behandelnden Arztes, aber auch die Vernehmung von Zeugen erfolgen."

5 Mangelnde Befähigung

Es wird vermutet, dass eine mangelnde Befähigung für den Eintritt der Verletzung des Lebens, des Körpers oder der Gesundheit ursächlich war, wenn der Behandelnde für die von ihm vorgenommene Behandlung nicht befähigt war.

Die Befähigung ist hier auf das Erfordernis der Ausbildung und der damit verbundenen notwendigen theoretischen Befähigung im Hinblick auf die in Rede stehende Maßnahme zu interpretieren. Der Facharztstandard ist auch hier einer der wesentlichen Aspekte. Wenn der Facharztstandard nicht eingehalten wird, soll die mangelnde Befähigung vorliegen. Der formelle Abschluss der Facharztausbildung ist hier allerdings nicht das ausschlaggebende Element; es kommt eher auf den Abschluss der Ausbildungsabschnitte zum Zeitpunkt der Maßnahme und auf die zeitnah erfolgreiche Prüfung an.[283]

---

282   BGH, Urteil vom 11.11.2014, Az.: VI ZR 76/13, NJW 2015, 411 ff.

283   Alberts/Bergmann/Kienzle/Michalcik in: Bergmann/Kienzle, Krankenhaushaftung, 3. Aufl. 2010, S. 53; Spickhoff in: Spickhoff, Medizinrecht, 2. Aufl. 2014, BGB § 630h, Rdnr. 13.

Fraglich ist weiter, ob eine entsprechende Kontrolle erforderlich gewesen wäre, wenn keine Kontrolle stattfand. Falls der Patient in der Praxis diesen Aspekt rügt, kann der Behandelnde darlegen und gegebenenfalls beweisen, dass trotz fehlender Prüfung die Befähigung gegeben war. Reine Formalien sind hier nicht allein maßgeblich.[284]

Rechtsprechung

OLG München, Urteil vom 31.01.2002, Az.: 1 U 3145/01, OLGR München 2003, 101 f.

„2.a) *Die Behandlungsseite muß, wenn die Operation wie hier durch einen noch in der Facharztausbildung befindlichen Arzt durchgeführt wird, durch Überwachung seitens eines Facharztes sicherstellen, daß bei der Behandlung des Patienten der Facharztstandard stets gewährleistet ist.*

b) *Der vom Landgericht einvernommene Zeuge Dr. R., der Oberarzt und HNO-Facharzt ist, hat glaubwürdig angegeben, daß er während des Eingriffs ständig anwesend war und er und die operierende Ärztin Dr. W. jeweils abwechselnd durch das Okular des HNO-Endoskops hindurchgesehen haben. Sobald Komplikationen aufgetreten sind, hat er die weitere Durchführung der Operation übernommen.*

c) *Während der Operation war der Facharztstandard im Rahmen des möglichen stets gewährleistet. Die Durchführung der Operation durfte unter den vorgenannten Bedingungen einem noch in der Ausbildung befindlichen Arzt übertragen werden.*

Frau Dr. W. befand sich zeitlich bereits in der Mitte der Facharztausbildung, sie hatte das dritte medizinische Staatsexamen mit der Note 1 abgelegt und ist zwischenzeitlich als Oberärztin und Privatdozentin tätig. Gegen die Kompetenz von Dr. W. bestehen im Hinblick auf ihren beruflichen Werdegang folglich keine Bedenken.

---

284   Spickhoff in: Spickhoff, Medizinrecht, 2. Aufl. 2014, BGB § 630h, Rdnr. 13.

Im Übrigen kann und darf, wie der Sachverständige im Termin vom 13.12.2001 überzeugend erläutert hat, einem in Ausbildung befindlichen Arzt die Durchführung einer Operation unter Aufsicht dann übertragen werden, wenn dieser nach der Beurteilung seiner Vorgesetzten für die Operation ausreichend geschickt und verantwortungsbewußt erscheint. Abgesehen davon, daß gegen die Kompetenz der Operateurin Dr. W., wie ausgeführt, keine Bedenken bestehen, sind auch keine Anhaltspunkte dafür ersichtlich, daß die Einschätzung der vorgesetzten Ärzte, die Frau Dr. W. für hinreichend qualifiziert angesehen haben, fehlerhaft gewesen sein könnte. Der Umstand, daß es bei der Operation zu einer Verletzung des Gehirnes des Klägers gekommen ist, läßt aus den unter 1. a) genannten Gründen keinen Rückschluß auf einen Behandlungsfehler bzw. eine unzureichende Qualifikation von Dr. W. zu.

d) *Da 1993 nach Auskunft des Sachverständigen die Möglichkeit einer Monitorüberwachung des Operationsgebietes noch nicht möglich bzw. jedenfalls nicht fachärztlicher Standard war, ist auch nicht zu beanstanden, daß Dr. R. die Operation dadurch überwacht hat, daß er abwechselnd mit Dr. W. in das Okular des HNO-Endoskops gesehen hat. Vielmehr war dies nach Einschätzung des Sachverständigen die seinerzeit beste Lösung zur Operationsüberwachung.*

e) *Entgegen dem Vorbringen des Klägers ist es auch unzutreffend, daß die unstreitig schwierige Operation generell, auch nicht unter fachärztlicher Überwachung, von einem noch in der Ausbildung befindlichen Arzt durchgeführt werden durfte. Vielmehr kann das Facharztniveau, wenn der Arzt in der Ausbildung lediglich leichte oder Routineoperationen durchführt, nicht erreicht werden. Voraussetzung für die Ablegung der Facharztprüfung ist, wie der Sachverständige erläutert hat, daß der Kandidat auch an Eingriffen höheren Schwierigkeitsgrades unter Aufsicht mitgewirkt hat. Es liegt auf der Hand, daß der Facharzt schwierige Operationen nicht eigenverantwortlich durchführen kann, ohne diese zuvor in der Facharztausbildung unter Aufsicht geübt zu haben. Dieser Ausbildungszweck, der auch und gerade im Interesse der Patienten liegt, rechtfertigt in Verbindung mit dem Umstand, daß bei gehöriger Aufsicht durch einen Facharzt der Facharztstandard gewahrt wird, auch die Durchführung schwieriger Operationen durch den in Ausbildung befindlichen Arzt. "*

6 Grober Behandlungsfehler

§ 630h Abs. 5 BGB enthält bei Vorliegen eines groben Behandlungsfehlers eine Umkehr der Beweislast im Hinblick auf die haftungsbegründende Kausalität, also die Frage, ob der Behandlungsfehler zum geklagten Primärschaden geführt hat. Den groben Behandlungsfehler selbst muss der Patient allerdings zunächst voll beweisen.[285] Die Abgrenzung des einfachen vom groben Behandlungsfehler ist eine in der Praxis sehr bedeutende Problematik. Rechtlich handelt es sich um eine Billigkeitsregel.[286]

Liegt ein grober Behandlungsfehler vor und ist dieser grundsätzlich geeignet, eine Verletzung des Lebens, des Körpers oder der Gesundheit der tatsächlich eingetretenen Art herbeizuführen, wird vermutet, dass der Behandlungsfehler für diese Verletzung ursächlich war.

Der Behandelnde müsste in diesem Fall voll beweisen, dass der Schaden nicht auf den Behandlungsfehler zurückzuführen ist, dieser nicht geeignet ist oder der Zusammenhang zumindest äußerst unwahrscheinlich ist. Der Begriff *„äußerst unwahrscheinlich"* ist praktisch ein problematischer Begriff und wird in der Rechtsprechung auch durchaus unterschiedlich gehandhabt. Die Entscheidungen reichen von Bewertungen wie „sehr unwahrscheinlich" bis „gänzlich ausgeschlossen" oder es werden prozentuale Angaben gemacht, wie z.B. 10% oder weniger.[287]

Die grundsätzliche Eignung des groben Behandlungsfehlers zum geklagten Schaden muss allerdings vom Patienten bewiesen werden. Eine mögliche Mitursächlichkeit würde hier bereits ausreichen.[288] In der Praxis zeigt sich, dass dies nicht selten der Fall ist. Eine bloße grundsätzliche Eignung ist mithin deutlich geringer anzusiedeln als eine überwiegende oder überhaupt gegebene Wahrscheinlichkeit.

Die Beurteilung eines Behandlungsfehlers als grob ist eine juristische Bewertung, nicht eine Bewertung nach der medizinischen Sicht des Sachverständi-

---

285 Hanten, Die Beweisregeln des § 630h BGB in der anwaltlichen Praxis, Der grobe Behandlungsfehler im Arzthaftungsprozess, ZMGR 3/2017, S. 157, 159.

286 Spickhoff in: Spickhoff, Medizinrecht, 2. Aufl. 2014, BGB § 630h, Rdnr. 14.

287 Hanten, Die Beweisregeln des § 630h BGB in der anwaltlichen Praxis, Der grobe Behandlungsfehler im Arzthaftungsprozess, ZMGR 3/2017, S. 157, 161.

288 Spickhoff in: Spickhoff, Medizinrecht, 2. Aufl. 2014, BGB § 630h, Rdnr. 15.

gen.[289] Der Sachverständige wird letztlich die von der Rechtsprechung entwickelte Definition im Einzelfall mit Leben füllen und insofern beantworten, ob die Voraussetzungen gegeben sind.

Zum Begriff und der Definition siehe nachfolgend die Entscheidung des OLG Karlsruhe vom 17.02.2016 mit Verweis auf die ständige Rechtsprechung.

Rechtsprechung

OLG Karlsruhe, Urteil vom 17.02.2016, Az.: 7 U 32/13 – juris

„Das Vorliegen eines groben Behandlungsfehlers hat nach ständiger Rechtsprechung die Folge, dass sich die Beweislast für die Kausalität des Behandlungsfehlers für den eingetretenen Schaden umkehrt, die sonst der Patient zu tragen hat (BGH, NJW 2012, 2653 f., Tz. 6, juris; VersR 2005, 228, 229; 2004, 909; NJW 1983, 333, 334), wenn der grobe Behandlungsfehler generell geeignet war, den konkreten Schaden herbeizuführen. Nahelegen oder wahrscheinlich machen muss der Fehler den Schaden hingegen nicht (BGH, NJW 2008, 1304; VersR 2005, a.a.O.).

Als grober Behandlungsfehler ist ein ärztliches Fehlverhalten anzusehen, das nicht etwa aus subjektiven, in der Person des handelnden Arztes liegenden Gründen, sondern aus objektiver ärztlicher Sicht nicht mehr verständlich erscheint, weil ein solcher Fehler dem behandelnden Arzt aus dieser Sicht „schlechterdings" nicht unterlaufen darf (BGH, NJW 1983, 2080; NJW 1992, 754 f.; NJW 1995, 778; NJW 1996, 2428 NJW 2012, 227 f., Tz. 8, juris). Es kommt also darauf an, ob das ärztliche Verhalten eindeutig gegen gesicherte und bewährte medizinische Erkenntnisse und Erfahrungen verstößt (vgl. BGH, NJW 1992, 754 f.). Dies ist typischerweise dann der Fall, wenn auf eindeutige Befunde nicht nach gefestigten Regeln der ärztlichen Kunst reagiert wird oder sonst eindeutig gebotene Maßnahmen zur Bekämpfung möglicher, bekannter Risiken unterlassen werden und besondere Umstände fehlen, die den Vorwurf des Behandlungsfehlers mildern können (vgl. BGH, NJW 1983, 2080 f.)."

---

289 Alberts/Bergmann/Kienzle/Michalcik in: Bergmann/Kienzle, Krankenhaushaftung, 3. Aufl. 2010, S. 96; Hanten, Die Beweisregeln des § 630h BGB in der anwaltlichen Praxis, Der grobe Behandlungsfehler im Arzthaftungsprozess, ZMGR 3/2017, S. 157, 158.

In der Praxis ist die Abgrenzung zwischen einem einfachen und einem groben Behandlungsfehler sehr wichtig. Hierzu sind eine Vielzahl unterschiedlicher Entscheidungen ergangen, die eine Abgrenzung des Einzelfalls erleichtern.[290]

7 Mangelnde Befunderhebung

§ 630h Abs. 5 BGB sieht eine identische Umkehr der Beweislast auch vor, wenn es der Behandelnde unterlassen hat, einen medizinisch gebotenen Befund rechtzeitig zu erheben oder zu sichern. Dies gilt allerdings nur dann, wenn der Befund mit hinreichender Wahrscheinlichkeit ein Ergebnis erbracht hätte, das Anlass zu weiteren Maßnahmen gewesen wäre, und wenn das Unterlassen dieser Maßnahmen grob fehlerhaft gewesen wäre.

Die Regelung ist eine Übernahme der Rechtsprechung zum Komplex des Befunderhebungsfehlers.[291] In der Praxis wird zwischen einfachen und groben Befunderhebungsfehlern unterschieden.

Rechtsprechung

OLG Hamm, Urteil vom 03.07.2015, Az.: I-26 U 104/14, 26 U 104/14, GesR 2016, 221 f.

„Ein grober Befunderhebungsfehler ist ein Fehler, bei dem eindeutig gegen bewährte ärztliche Behandlungsregeln oder gesicherte medizinische Erkenntnisse verstoßen wird und der aus objektiver ärztlicher Sicht nicht mehr verständlich erscheint, weil er einem Arzt schlechterdings nicht unterlaufen darf (vgl. BGH Urt. v. 13.01.1998 – VI ZR 242/96, VersR 1998, 457; vgl. zum groben Behandlungsfehler: BGH Urt. v. 11.06.1996 – VI ZR 172/95, VersR 1996, 1148; BGH Urt. v. 03.07.2001 – VI ZR 418/99, NJW 2001, S. 2795). Gestützt auf die ergänzenden Ausführungen des Sachverständigen ist die unterlassene Befunderhebung vom 12.11.2001 zur Überzeugung des Senats als ein solcher grober Befunderhebungsfehler in Form der Unterlassung elementar gebotener diagnostischer Maßnahmen anzusehen.

---

290 Siehe hierzu die umfangreiche Sammlung von Entscheidungen bei Martis/Winkhart, Arzthaftungsrecht, Fallgruppenkommentar, 4. Aufl. 2014, G 101.

291 Spickhoff in: Spickhoff, Medizinrecht, 2. Aufl. 2014, BGB § 630h, Rdnr. 16.

Anders als die vorherigen Symptome waren die wiederholten Bewusstlosig-keiten der Klägerin im Oktober/November 2001 nicht mehr unspezifisch. Am 12.11.2001 musste man aus medizinischer Sicht in jedem Falle eingreifen. Die Bewusstlosigkeit oder Synkope bedeutet den völligen Verlust des Bewusst-seins für Sekunden oder Minuten. Eine mehrfache Bewusstlosigkeit ist ein sehr ernst zu nehmender Befund. Das Unterbleiben weitergehender Diagnos-tik ist aus medizinischer Sicht nach Einschätzung des Sachverständigen, der sich der Senat anschließt, überhaupt nicht mehr nachvollziehbar und stellt einen groben Behandlungsfehler dar. Der Sachverständige hat insoweit gegenüber seinem erstinstanzlichen Gutachten nunmehr eine differenzierte Bewertung bzgl. der beiden Behandlungszeitpunkte im September und November 2001 vorgenommen. Während er angesichts der unspezifischen Symptome für den September 2001 bei seiner bisherigen Einschätzung ver-blieben ist, hat er seine Ausführungen bezüglich der Vorstellung der Klägerin in der Praxis der Beklagten vom 12.11.2001 ergänzt. Da an diesem Tag trotz hoher Dringlichkeit keine Blutdruckwerte der Klägerin vorgelegen haben, hätte es angesichts der mehrfachen Bewusstlosigkeiten sogar einer stationären Abklärung und einer Überweisung ins Krankenhaus bedurft. Diesen schwer-wiegenden Symptomen – wie im Streitfall – nicht nachzugehen, verstößt nach Angabe des Sachverständigen gegen das „Dickgedruckte" und stellt trotz der ohne eigene Diagnostik erfolgten Überweisung der Klägerin zu einem Kardio-logen einen groben Behandlungsfehler dar.

3.   Aufgrund der vom Senat ergänzend durchgeführten Beweisaufnahme ist weiter zugunsten der Klägerin davon auszugehen, dass sämtliche nach der stationären Aufnahme im Klinikum N festgestellten Beein-trächtigungen der Nierenfunktion der Klägerin insbesondere die Dialy-sepflicht, die zwei Nierentransplantationen sowie die aufgetretenen Komplikationen mit insgesamt 53 Operationen auf die von der Beklag-ten zu vertretende zeitliche Verzögerung der Feststellung und Behand-lung der Grunderkrankung der Klägerin zurückzuführen sind. Zwar kann die Klägerin eine solche Ursächlichkeit nicht mit der notwendigen Gewissheit (§ 286 BGB) beweisen. Jedoch greift zu ihren Gunsten eine Beweislastumkehr.

a) Dabei stellt es, wie soeben dargelegt, einen groben Befunderhebungsfehler dar, dass die Beklagte nicht spätestens am 12.11.2001 eine (stationäre) umfassende diagnostische Abklärung der Symptome der Klägerin veranlasst hat. Ist die Unterlassung der Befunderhebung selbst schon als grober Behandlungsfehler zu werten, kommt es bezüglich der kausalen Folgen eines solchen Befunderhebungsfehlers zu einer Beweislastumkehr.

b) Überdies ist unabhängig von der Annahme eines groben Behandlungsfehlers insgesamt hinsichtlich der Folgen der Befunderhebungsfehler vom 11.09.2001 und 12.11.2001 zugunsten der Klägerin von einer Beweislastumkehr auszugehen.

Eine Beweislastumkehr ist auch bei einem einfachen Befunderhebungsfehler gerechtfertigt, wenn die unterlassene Befunderhebung mit überwiegender Wahrscheinlichkeit zu einem reaktionspflichtigen Befund geführt hätte und sich die Verkennung des Befundes als fundamental oder das Verhalten des Arztes auf der Basis dieses Ergebnisses als grob fehlerhaft darstellen würde (vgl. BGH Urt. v. 13.02.1996 – VI ZR 402/94, VersR 1996, 633; BGH Urt. v. 13.01.1998 – VI ZR 242/96, VersR 1998, 457)."

Verzeichnisse

Literaturverzeichnis

Albrecht/von Jan/Pramann, Talk per Touch. Dolmetscher Apps im Patientengespräch, Dt. ÄBl. PRAXIS, 2013, 110(8)

Bergmann, Die Beweisregeln des § 630h BGB in der anwaltlichen Praxis, Einführung in die Thematik, ZMGR 3/2017, 155–157

Bergmann/Kienzle (Hrsg.), Krankenhaushaftung, 4. Aufl. 2015

Bergmann/Pauge/Steinmeyer (Hrsg.), Gesamtes Medizinrecht, 2. Aufl. 2014

Boemke, Unterlassen lebenserhaltender Maßnahmen bei einwilligungsunfähigen Patienten, NJW 2013, 1412

Deutsch/Spickhoff, Medizinrecht, 7. Aufl. 2014

Erman, BGB, Band 2, 14. Aufl. 2014

Geiß/Greiner, Arzthaftpflichtrecht, 7. Aufl. 2014

Genske, Zur Einwilligungsfähigkeit bei schmerzbeeinträchtigten Patienten, MedR 2016, 173

Hanten, Die Beweisregelndes § 630h BGB in der anwaltlichen Praxis, Der grobe Behandlungsfehler im Arzthaftungsprozess, ZMGR 3/2017, S. 157–163

Hart, Patientensicherheit nach dem Patientenrechtegesetz, MedR 2013, 159 ff.

Hauser/Haag, Datenschutz im Krankenhaus, 4. Aufl. 2012

Hebecker, Anm. zum Urt. des OLG Köln v. 09.09.2015, MedR 2016, 797

Huster/Kaltenborn, Krankenhausrecht, 2. Aufl. 2017

Kaeding/Schwenke, Medizinische Behandlung Minderjähriger – Anforderungen an die Einwilligung, MedR 2016, 935

Krauskopf, Soziale Krankenversicherung, Pflegeversicherung, 96. EL August 2017

Laufs/Katzenmeier/Lipp, Arztrecht, 7. Aufl. 2015

Laufs/Kern, Handbuch des Arztrechts, 4. Aufl. 2010

Martis/Winkhart, Arzthaftungsrecht, Fallgruppenkommentar, 4. Aufl. 2014

Palandt, Bürgerliches Gesetzbuch, 76. Aufl. 2017

Quaas/Zuck, Medizinrecht, 3. Aufl. 2014

Rosenberg, Die Beweislast, 5. Aufl. 1965

Seebohm/Brauer/Montgomery/Hübner, Das Patientenrechtegesetz aus Sicht der Ärzteschaft, MedR 2013, 149 ff.

Spickhoff (Hrsg.), Medizinrecht, 2. Aufl. 2014

Taupitz, Medizinische Informationstechnologie, leitliniengerechte Medizin und Haftung des Arztes, AcP 211 (2011), 353 ff.

Thole, Das Patientenrechtegesetz – Ziele der Politik, MedR 2013, 145 ff.

Ulsenheimer, Arztstrafrecht in der Praxis, 5. Aufl. 2015

Wagner, Münchener Kommentar zum Bürgerlichen Gesetzbuch: BGB, Band 4: Schuldrecht, Besonderer Teil II, 7. Aufl. 2016, vor § 630a – § 630h

Wagner, Münchener Kommentar zum Bürgerlichen Gesetzbuch: BGB, Band 6: Schuldrecht – Besonderer Teil IV, §§ 705–853, Partnerschaftsgesellschaftsgesetz, Produkthaftungsgesetz; 7. Aufl. 2017, § 823

Weber, Die Beweisregeln des § 630h BGB in der anwaltlichen Praxis, Die Aufklärungspflichtverletzung, ZMGR 3/2017, 164–169

Stichwortverzeichnis

Autorenverzeichnis

Dr. iur. Oliver Pramann

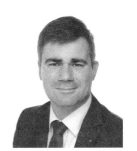

Oliver Pramann ist Partner der Sozietät Kanzlei 34 Kowala, Schroeder, Rademacher, Dr. Beißner, Wahner, Dr. Pramann, Dr. Kütemeyer Rechtsanwälte Partnerschaftsgesellschaft mbB, in Hannover, Rechtsanwalt seit 2008 und Fachanwalt für Medizinrecht seit 2011.

Er berät und vertritt Leistungserbringer und Unternehmen im Gesundheitswesen sowie andere Gesundheitsberufe mit den Schwerpunkten Krankenhaus- und Vertragsarztrecht, Medizinprodukterecht, Forschungsrecht, Vertrags- und Haftungsrecht. Ein wesentlicher Schwerpunkt ist die Prozessvertretung von Krankenhäusern sowie Ärztinnen und Ärzten in der Abwehr zivilrechtlicher Arzthaftungsansprüche.

Er ist juristisches Mitglied der Ethikkommissionen bei der Ärztekammer Niedersachsen und der Medizinischen Hochschule Hannover. Oliver Pramann ist Autor zahlreicher medizinrechtlicher Publikationen, Beirat verschiedener Körperschaften und tritt regelmäßig als Fachreferent bei einschlägigen Fortbildungsveranstaltungen auf.

Kontaktdaten:

Dr. iur. Oliver Pramann

Kanzlei 34 Kowala, Schroeder, Rademacher, Dr. Beißner, Wahner, Dr. Pramann, Dr. Kütemeyer Rechtsanwälte Partnerschaftsgesellschaft mbB Königstraße 34, 30175 Hannover www.kanzlei34.de pramann@kanzlei34.de

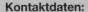